RADIÔNICA

A Ciência do Futuro

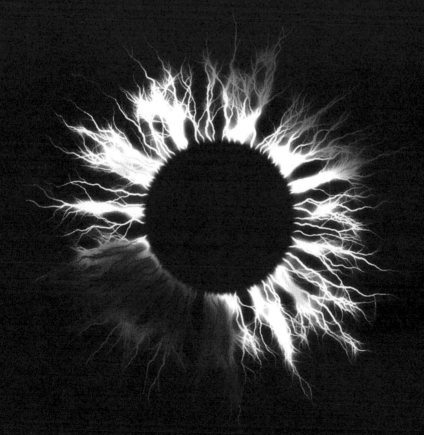

Juan Ribaut

RADIÔNICA
A Ciência do Futuro

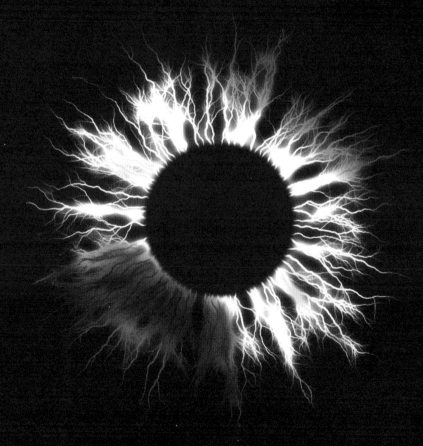

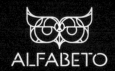

Publicado em 2014 pela Editora Alfabeto

Supervisão geral: Edmilson Duran
Diagramação: Décio Lopes
Revisão de texto: Ivane Saba Ferreira

DADOS INTERNACIONAIS DE CATALOGAÇÃO NA PUBLICAÇÃO (CIP)
(CÂMARA BRASILEIRA DO LIVRO, SP, BRASIL)

Ribaut, Juan

Radiônica – A Ciência do Futuro / Juan Ribaut – 4ª edição – Editora Alfabeto. São Paulo, 2022.

ISBN: 978-85-98307-10-7

1. Radiônica 2. Radiestesia I. Título

Todos os direitos sobre esta obra estão reservados ao Autor, sendo proibida sua reprodução total ou parcial ou veiculação por qualquer meio, inclusive internet, sem autorização expressa por escrito.

Se estiver interessado em cursos ou conferências pode contatar o Instituto Biosegredo pelos telefones: (11) 3520-0500 - 2528-2800
www.institutobiosegredo.com.br

EDITORA ALFABETO
Rua Protocolo, 394 | CEP: 04254-030 | São Paulo/SP
Tel: (11) 2351-4168 | editorial@editoraalfabeto.com.br
Loja Virtual: www.editoraalfabeto.com.br

Dedicatória

Dedico este livro às minhas filhas Maite, Amaya e Ana Mary; aos meus netos Henrique, Juan e Lucas e também aos meus netos de coração Mayra, Bianca e Heitor;

À memória de minha amada esposa Irene, pela cumplicidade, apoio e ao amor que sempre dedicou a quem quer que fosse;

E dedico também aos homens e mulheres que trabalham sem cessar para que este Mundo seja um lugar MARAVILHOSO para se VIVER.

Sumário

Prefácio 11

Introdução 14

Primeira Parte – Teoria

Capítulo 1 – Ajustando as Lentes 20

Paradigmas e preconceitos 20

Abrindo o campo de consciência 21

Preconceitos 23

Pontos a serem lembrados 28

Capítulo – Novos Paradigmas da Ciência 29

O início da era da ciência 30

O Universo mecânico 31

René Descartes 31

A obra de Isaac Newton 34

Século XX, a grande mudança 35

O primeiro susto 36

O segundo susto 39

Interconexão quântica 40

Universos interpenetrantes 41

Uma nova cosmologia 44

Princípio da incerteza 44

Pontos a serem lembrados 46

Ideias que ainda hoje interferem em nossa vida 46

8 | Radiônica - A Ciência do futuro

SEGUNDA PARTE – RADIÔNICA

Capítulo 3 – Radiônica - Sua história e possíveis explicações........... 50

Radiônica 50

Antes, uma breve história.. 50

Aparelhos 55

Iniciando a Radiônica Dr. Albert Abrams 56

Dra. Ruth Drohn 61

Georges Lakhovsky 62

Ukaco 65

Tomas Hierônimus 66

No outro lado do Atlântico George De La Warr 67

A Radiônica na atualidade 68

Maicolm Rae.. 68

David Tansley 69

Bob Brands 70

Instituto multidisciplinar Jovellanos 72

Pontos a serem lembrados 73

Capítulo 4 – E Agora... 75

Caminhos de explicação 75

O papel da Radiônica 83

Vamos juntando peças 83

Radiônica, arte e ciência 84

Pontos a serem lembrados 86

O mundo é criado pela Mente 87

TERCEIRA PARTE – A CIÊNCIA DO CÉREBRO
E A ESSÊNCIA DO PROCESSO CRIATIVO

Capítulo 5 – Neurociência..90

As descobertas mais recentes do cérebro e a essência do processo criativo..... 90

Uma viagem ao nosso interior 91

Caem antigos dogmas 93

O fantástico estado Theta 96

O pensamento que cria matéria 98

A teoria quântica do cérebro 99

O modelo quântico da consciência 101

Universos paralelos 103
O misterioso mundo das crianças 105
Pontos a serem lembrados 106

Capítulo 6 – A Essência 109

Técnicas e rituais diversos 114
Sugestão... 117
Autossugestão 119
Pontos a serem lembrados 120

QUARTA PARTE – PRÁTICA

Capítulo 7 – Preparando a Mente 122

Objetivos.. 124
Concentração... 125
Vamos praticar... 126
Primeiro exercício 126
Segundo exercício 127
Terceiro exercício 127

Capítulo 8 – Radiestesia 129

Seguindo velhas pegadas 133
O elo com o passado 133
China 135
Egito 135
Idade média 137
Renascença 138
No século XX uma nova dimensão 141

Capítulo 9 – A Prática da Radiestesia.............................142

Arte e Ciência 142
Radiestesia física e mental 143
Radiestesia mental 143
Radiestesia física 143
Prática... 145
O radiestesista 145
Pêndulo 146
Exercícios 147

Radiônica - A Ciência do futuro

Longitude de fio 147
Sintonia 148
Movimentos do pêndulo 149
Desejo 151
Como operar em Radiestesia 151
Como interessar o subconsciente 152
Como começar a praticar 153
Como fazer a Pirâmide 155
Ponto zero 155
Como começar a trabalhar com o pêndulo 156
Exercício 1 156
Exercício 2 157
Exercício 3 159
Exercício 4 159
Exercício 5 160
Coisas que podem ser feitas 160

Capítulo 10 – A Prática da Radiônica 162

Instrumentos radiônicos 166
Aparelhos radiônicos 167
Aparelhos do laboratório de De La Warr 168
Minha Teoria 169
O Psicogerador Ribaut 171
Espirais branca e preta 173
Círculo 174
Discos Móveis 174
Decágono 175
Gráfico de medição 175
Labirinto móvel 176
Sintonia 177
Tempo de exposição 186
Nota final 186

Palavras finais 187

Bibliografia 189

Prefácio

Mais do que escrever um prefácio, quero dar um testemunho. Tive a grande oportunidade de frequentar todos os cursos que o mestre Juan Ribaut vem oferecendo no Rio de Janeiro. Resisti ao convite inicial para participar desses cursos porque a temática não me seduzia o suficiente a ponto de limitar os meus descansos de fins de semana. Radiestesia, Radiônica, Psicorradiônica constituíam uma série de campos pelos quais tinha apenas uma certa curiosidade, mas os vinculava a manifestações diversas da sabedoria popular, a "poderes" transmitidos de geração em geração para determinados "iniciados". Mas, afinal, já tinha assistido a tantas palestras, treinamentos e cursos nos últimos anos à procura de explicações para fenômenos que, a meu ver, não têm resposta nas interpretações racionais e biologicistas do pensamento legitimado da ciência ou das religiões oficiais, que caí na tentação de participar de mais um curso. Devo esclarecer que sempre foram proveitosas as experiências anteriores, mas me incomodavam as tentativas de se explicar o considerado "alternativo" seguindo o raciocínio, bastante atrasado por sinal, de determinadas teorias tidas como científicas. Deparava-me, sem dúvida, com fenômenos tangíveis na prática empírica, utilizando terminologias explicativas, dogmas ou conceitos altamente questionáveis à luz dos paradigmas da ciência moderna. E mais ainda, quase todas situavam-se dentro de uma visão individualista, de um crescimento pessoal bastante "piegas" que não correspondia aos avanços e questionamentos do momento atual. Acabavam transmitindo uma série de técnicas, seja para desenvolver o controle mental, para vivenciar experiências fora do corpo físico, ou para aplicar alguns tratamentos de cura. Frequentemente, surpreendi-me travando discussões inócuas, onde era rotulado como uma pessoa resistente, como "um peixe fora d'água", posição que a princípio recusava, mas contraditoriamente, por vezes, chegava a aceitar. No fundo, as diferenças decorriam da ausência de uma dinâmica entre o individual e o social, de uma relação entre as técnicas e as atitudes de vida, de solidariedade e de busca de justiça social. Apenas eram apresentados, de forma autoritária, mecanismos defensivos, rituais, aprisionados pelo medo e reforçando um comportamento rígido, "carrancudo" nos participantes. Ao mesmo tempo, meu lado irônico aflorava e o diálogo necessário era interrompido.

Encontrava-me nesse estágio quando, de repente, apareceu a figura do homem excepcional que é Juan Ribaut. Nascemos na mesma terra, percorremos sendas semelhantes sem previamente sabê-lo, e nos sintonizamos desde o primeiro momento. Uma pessoa generosa, que não enfeita seu discurso, e com sua personalidade singela "entrega a chave da porta de sua casa". Uma casa da qual não se considera mais o dono, porque não quer manter relações de dependência, de submissão à sua sabedoria. Passa-nos, com a simplicidade que o caracteriza, o acúmulo de conhecimentos e experiências sedimentados ao longo dos últimos trinta anos. Um pesquisador, um estudioso em sintonia com os avanços da física, da neurociência e seus recursos técnicos. Seu compromisso é com a verdade que "nos fará livres" e por isso não se limita a transmitir técnicas mágicas ou rituais escravizadores. Vai à essência, aos fundamentos, que só a maturidade intelectual e humana podem captar. Abre um caminho que sintetiza razão, emoção, amor e liberdade. Está longe de certas crenças e práticas inconsistentes que delicada e sutilmente questiona, embora mantenha respeito ao percurso inalienável que cada pessoa segue.

Este livro contém parte da riqueza que Ribaut nos ensina nos seus apreciadíssimos cursos. Gostaria de tê-lo complementado com as preciosas anotações que consegui reunir ao longo dos seminários, mas um conjunto de atividades profissionais me impediu de cumprir essa tarefa prazerosa. Faz parte das inúmeras dívidas que contraí com este grande amigo. Apenas sugiro aos leitores que se detenham nas 'pílulas' de sabedoria aqui contidas e expressas na forma coloquial que habitualmente adota o autor. Pode significar para vocês, como foi para mim, o encontro com respostas fundamentais que desvendamos depois de muitos anos de procura.

Recuperemos com intensidade o tempo, em grande medida, perdido. Deixemo-nos surpreender pelo desconhecido, pelas descobertas do mundo da mente, da consciência. Os resultados não se farão esperar.

Carlos Minayo
Doutor em Ciências

Introdução

Contemplar o céu sempre foi um dos meus melhores momentos de paz.

Nestes últimos anos, porém, o dia a dia da cidade grande me afastou um pouco desta fascinante experiência.

Quando comecei a pôr em ordem algumas ideias para este livro, tive a oportunidade de sentar-me no terraço de minha casa, no meio das montanhas, e contemplar de novo as estrelas, deixando-me imbuir da quietude da noite e da paz, quando tudo fica no silêncio maior.

Radiônica, energia, consciência, mente, Interligação, hologramas, *continuum... dentro de continuum....*

Minha Mente me levou ao tempo em que as pessoas pensavam que a terra fosse o centro do Universo, que o homem fosse o rei da criação e que o sol, e tudo mais, girava em torno da terra.

De lá para cá, quanta coisa mudou! A Terra passou a ser um ponto insignificante do Universo, um dos planetas do sol, um entre muitos de nossa galáxia, que por sua vez está imersa num oceano de galáxias.

E eu estava contemplando aquele céu estrelado, pequena amostra de nossa Via Láctea... que fantástico!

Nossa consciência interligada com todo esse Universo?

Fazemos parte de um grande holograma? Somos, de alguma forma, cocriadores neste Universo?

Era difícil para mim entender que estamos no meio de uma grande crise, com muitos problemas, violência, destruição...

Haverá solução? Com certeza. Mas vamos precisar de outros modelos de vida, de outros paradigmas. Temos que acordar e perceber que estamos num mundo novo. Os modelos antigos já não servem, estão ultrapassados e necessitamos de soluções diferentes. Um mundo novo com modelos antigos não pode se sustentar.

Este livro pretende ser o resultado de meus últimos 25 anos de trabalho de pesquisa, reflexão e prática dentro do campo da Radiônica. Quero aportar meu grão de areia para a praia do conhecimento humano banhada pelo mar da consciência universal.

Gostaria que este livro fosse uma ajuda para todos aqueles que de alguma forma se dedicam a entender a si mesmos e aos demais. Quantas dúvidas, desencantos, cansaço... mas também, quanta alegria, quantos caminhos abertos... quanta satisfação!

Refletiremos juntos. Tentarei responder perguntas que me fiz para poder entender melhor o funcionamento da energia, as mudanças que se processavam, muitas vezes de forma instantânea, e por que outras vezes não aconteciam.

Veremos a importância de uma mudança de cabeça, de paradigmas, de programas que induzem a uma educação mecanicista, cartesiana, fragmentada... para poder entender e fazer funcionar a Radiônica.

Quando vejo a tecnologia atual, cada vez mais... "mágica", procuro assomar à janela do futuro e tento imaginar como será. Vejo-o tão diferente que me pergunto se o tema deste livro, a Radiônica, tem alguma coisa a ver com este futuro tecnológico, mágico, ou pertence ao passado.

Nunca tive dúvida na resposta: a Radiônica está no futuro, tem seu lugar nele.

Nunca fui atraído pelo que não funciona, nem tive saudades do que passou. Sempre tentei viver o momento presente da melhor forma, olhando para o futuro. O passado foi importante enquanto era presente e semente de futuro. Sempre gostei de imaginar o que estava por vir. E o futuro para mim, muitas vezes, é mais claro que o próprio presente. Acredito que esta é uma das razões pelas quais me dediquei à Radiônica.

A Radiônica tem seu lugar no futuro, sim. É por isto que muitos ainda não conseguem enxergá-la. Alguns começam a vislumbrar alguma coisa, mas dão um sorriso como dizendo: Que ingênuo! Você não percebe que é absurdo? Outros já veem mais de perto e a atacam por medo. Se for verdade, terão que mudar muitos conceitos, grande parte do conhecimento aprendido com tanto sacrifício, e isto é muito difícil.

Com toda certeza, a Radiônica tem um importante papel no futuro, porque é uma ciência que trabalha primordialmente com a mente. A Mente é sua peça fundamental. É um sistema de desenvolvimento mental.

Dizem que estamos na Era da Mente. Eu costumo dizer que a era da Mente ainda é um passo à frente, e que ainda estamos na era do cérebro. Qual é a diferença?

Nós vamos compreendendo e desenvolvendo aquilo que conseguimos expressar exteriormente, aquilo que conseguimos materializar. E assim a tecnologia foi exteriorizando, através de máquinas e aparelhos diversos, partes de nosso organismo físico: o sistema muscular, vascular, circulatório, audição, visão... E hoje estamos começando a exteriorizar, através do computador, nosso cérebro, seu funcionamento, sua capacidade, sua estrutura. Nunca como hoje entendemos tão bem o cérebro humano, embora sempre ficaremos aquém da sua total intelecção. Mas sem dúvida, a neurociência, ou ciência do cérebro, é uma das que mais têm avançado nestes últimos tempos, como veremos depois. É por isto que penso que ainda estamos na era do cérebro.

O próximo passo, a próxima era, será a da Mente. Começaremos com a era ou onda da imaginação, e o processo mental começará a desabrochar, entenderemos melhor o que chamamos de Mente e como funciona, e veremos coisas incríveis.

Frank Ogden, o doutor do futuro como é chamado, diz que "noventa por cento de tudo com que iremos interagir no início do terceiro milênio ainda não foi desenvolvido". Imagine se isto for verdade?

Com certeza, quando descobrirmos o que a Mente é capaz de fazer com o sofisticadíssimo aparelho cerebral que tem em suas mãos, o mundo não vai ser o mesmo.

A Mente é quem maneja o cérebro, é seu operador, programador, regulador, técnico. Na medida em que tome consciência, aprenda a manejá-lo, e ultrapasse-o, teremos entrado na Era da Mente.

Somos uma Consciência que tem uma Mente que se materializa através do cérebro.

A Radiônica é um passo nesta descoberta mental, um colocar em funcionamento a Mente, para, em princípio, ensinar-lhe a regular, ajustar, "curar" as disfunções do aparelho cerebral, suas ramificações orgânicas, e até a interação em outros níveis de menor complexidade.

É a Mente que está trabalhando na exteriorização do cérebro, através da tecnologia da informática.

Quando a Mente começar a se exteriorizar, uma parte dela poderá ajudar, mas precisaremos da consciência para este processo.

A Radiônica tem seu lugar no futuro como parte destas mudanças. E porque a vejo no futuro é que estou escrevendo sobre ela.

Minha intenção é dar algumas ideias que possam inspirar outras. Dar uma nova roupagem a tema tão antigo. Tentarei dar uma explicação de por quê funciona. Desmistificarei como a tecnologia está fazendo em outros campos. Darei os fundamentos, a estrutura básica para quem quiser entendê-la dentro do conhecimento científico atual.

Na primeira parte, falarei de paradigmas, preconceitos e do caminho onde está entrando a ciência atual. Acredito que sem esta parte, o tema não estaria completo.

Antes de começar propriamente o tema da Radiônica, é fundamental criar uma sintonia de linguagem, ter modelos semelhantes para poder entendermos. É o alicerce sobre o qual poderemos construir de forma coerente o tema da Radiônica.

Falaremos sobre como percebemos a realidade, o que são as lentes através das quais percebemos, o que é um programa, um paradigma, um mapa, e como tudo isto influencia na interpretação, intelecção, julgamento, aceitação ou não da realidade.

A abertura do Campo de Consciência é o primeiro passo para podermos entender qualquer campo do conhecimento, e muito mais os temas tão distorcidos por preconceitos como é a Radiônica.

Na segunda parte, falaremos diretamente sobre a Radiônica: o que é, sua história e seu lugar no contexto da nova ciência. Falaremos dos novos paradigmas científicos e como se encaixa perfeitamente neles.

Na terceira parte, trabalharemos com as últimas descobertas do cérebro e com a essência de todo processo de mudança.

E a quarta parte vai ser a prática. Muitos podem ter a tentação de querer pular as partes anteriores e vir diretamente para a prática. Não o recomendo, porque pode não funcionar. Em outros temas pode não ter tanta importância pular algumas coisas. Aqui, porém, é diferente. As reflexões anteriores são fundamentais para que a prática funcione a contento.

Muitos não acreditam que se possam fazer coisas extraordinárias com aparelhos tão simples. Não têm paciência para ir aprofundando as razões do funcionamento desses aparelhos e chegar a mudar seus programas mentais. Só querem técnica, e neste tema só a técnica não funciona.

Se você seguir passo a passo o que falo neste livro, muitas coisas vão mudar em você e com certeza vai fazer coisas que nunca imaginou poder conseguir. Acredite, são mais de trinta anos de experiência, e aqui há as melhores dicas, uma teoria coerente e uma prática simples que passou por todos os testes. E funciona!

Para terminar esta pequena introdução citarei um parágrafo de Fritjof Capra no seu fantástico livro "O Ponto de Mutação", que fala da contribuição que pretende dar com ele:

"... nenhum dos seus elementos é realmente original e muitos deles podem estar representados de um modo um tanto simplista. Mas a maneira como as várias partes estão integradas no todo é mais importante do que as próprias partes. As interconexões e interdependências entre os numerosos conceitos representam a essência de minha própria contribuição."

Deixo aqui minha admiração por F. Capra que soube fazer isto de uma forma genial.

De forma muito mais humilde, porém com a mesma vontade, desejo trazer neste livro, que não é um tratado, mas páginas de reflexão e prática, algo mais do que as meras partes de que trato. E assim colocar a Radiônica no lugar que merece no mundo atual.

♦ ♦ ♦ ♦

Leia, reflita, experimente e... colherá bons frutos.

Espero que o resultado no seu todo seja mais importante que a soma de suas partes.

Outono de 1996

Primeira Parte

TEORIA

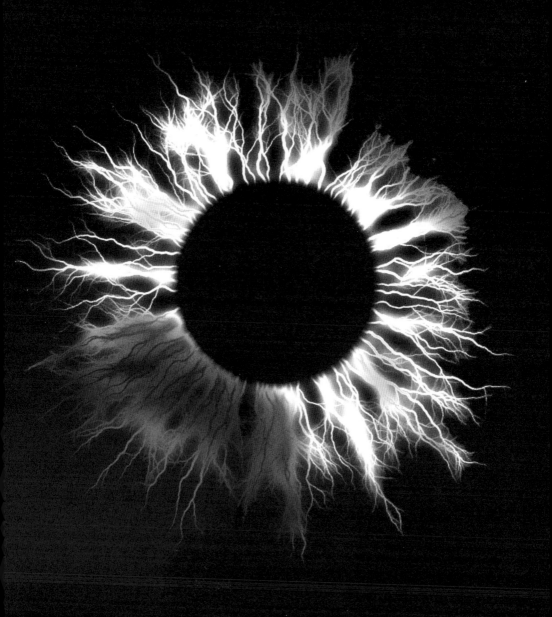

CAPÍTULO 1

Ajustando as Lentes

Paradigmas e preconceitos

Ainda guardo na lembrança, e isto já faz quarenta anos, o dia em que minha mãe me deu um relógio. Era um relógio especial para aquela época. Não havia necessidade de lhe dar corda porque ia se carregando com o movimento normal da mão, e podia ser introduzido na água sem problema. Realmente, era um relógio muito bom, porque o tive vinte anos sem me dar um só problema, e quando o troquei foi mais para mudar um pouco de figura.

Minha mãe vinha, encantada com aquela joia de relógio, contando-me as grandes novidades: Funciona sem dar corda e pode você entrar na água com ele!!! Notava-se uma grande satisfação no seu rosto. Estava me dando a maior novidade do momento.

Eu peguei o relógio, feliz, e instintivamente falei: – Vou colocá-lo dentro da água.

Imediatamente escutei atrás de mim um grito que me paralisou:
– Não!!!

Era minha mãe que tinha mudado sua expressão, e toda preocupada me falava:
– Não, não faça isso que pode estragá-lo [???!!!]

Na época, não entendi muito bem aquela reação, mas hoje a entendo perfeitamente.

Ela estava lidando com um novo modelo de relógio, completamente diferente dos anteriores. Embora o vendedor a colocasse a par, e ela ficasse encantada com as grandes diferenças, não as tinha ainda assimilado.

Atualmente, isto nos acontece constantemente. Estamos num mundo muito diferente do anterior, com paradigmas novos, mas que ainda não estão assimilados. Falamos desses novos modelos com orgulho, mas ainda nos comportamos como se eles não existissem.

Vivemos num mundo novo com paradigmas antigos.

Abrindo o campo de consciência

Antes de começar a analisar um tema tão interessante, de conhecimento e transformação, como a Radiônica, é fundamental ajustarmos nossas lentes.

A realidade é tão ofuscante, tão maravilhosa, que não conseguimos vê-la diretamente. Somente podemos aproximar-nos dela e tentar entendê-la, através de nossa própria percepção. É por isso que a ciência chegou à conclusão de que não podemos dizer: "A realidade é assim"; porém, "nós vemos a realidade assim."

A compreensão, ou não desta verdade, é de grande importância na hora de analisar conceitos, teorias ou comportamentos, e muito mais quando não são do nosso cotidiano.

Aquele ditado que diz: "Quem mais sabe, sabe que sabe menos", é verdadeiro, porque quem sabe mais, é porque vê mais contextos, tem mais pontos de vista de uma mesma realidade.

A abertura do "campo de consciência" faz com que tenhamos mais referências e sejamos mais abertos às novas ideias.

E, em contrapartida, quem menos vê, mais rígido se torna em relação a novos contextos, pensando que sua única visão é a única verdadeira.

É importante, assim, analisar antes de mais nada, como a percepção é formada, como isso determina a forma de ver a realidade, ideias, teorias, e como interfere em nosso comportamento, julgamento ou aceitação de novos conceitos.

Saber que temos umas lentes e que através delas vemos a realidade, já é um grande passo, mas não é suficiente. Temos que nos conscientizar das lentes que temos para saber porque vemos dessa forma, e se for o caso, saber que podemos trocá-las por outras que possam dar-nos uma visão mais rica e completa.

O grande erro é pensar que as lentes são a realidade, ou que são as únicas lentes que existem, ou que quando não servem mais para enxergar através delas, vendo já a realidade turva, pensemos que é a própria realidade que está ficando embaçada, e não que devemos trocar as lentes.

O problema está nas lentes. A realidade continua clara e nítida.

A metáfora das lentes serve para mostrar-nos várias coisas.

As lentes são lentes, não mudam, somos nós que mudamos, nossa vista é que muda e não as lentes. Se nossa visão muda, quer dizer, se nós começamos a ver de uma forma diferente, continuar com as lentes antigas vai trazer-nos sérios problemas.

Quando as pessoas passam a imaginar um mundo diferente, ou a viver num mundo diferente, mas não mudam o modelo dele, se encontram perdidas, porque a forma de perceber o mundo é através de modelos, paradigmas.

Hoje falamos mais em programas, paradigmas, mapas, ou mais em linguagem do que em lentes. Mas tudo é a mesma coisa.

Um programa é uma linguagem que serve para entendermos e mapear a realidade que ele pode conter. Quando saímos do seu limite, a realidade se torna incompreensível, ou absurda, se pensamos que não podem existir outros programas ou mapas ou linguagens.

Programas, paradigmas, mapas e linguagens são, apenas, modelos da realidade, que permitem o acesso a ela,

Quando alguma coisa não é inteligível, temos que pensar se o território que estamos tentando rastrear está contido no mapa que temos, porque se não estiver, não adianta querer entendê-lo sem antes mudar de mapa.

Antes de qualquer coisa vamos analisar nossos "paradigmas" e se for o caso, abrir-nos a novos.

Vamos, a partir de agora, usar mais o termo Paradigma por ser a palavra que está sendo usada na ciência, para definir o modelo, a maneira como vemos o mundo, a forma através da qual percebemos e interpretamos a realidade.

Em neurolinguística se fala que "o mapa não é o território". O paradigma, poderíamos compará-lo com o mapa e o território seria a realidade. O mapa nos ajuda a entender o território e com a sua ajuda, podemos explorá-lo perfeitamente. Mas imagine que temos só um mapa, por exemplo, do Brasil. Alguém nos fala que existe Europa. Com certeza, não vamos conseguir entendê-la com o mapa que temos. Precisaríamos um mapa mais abrangente. O mapa do Brasil serve para o Brasil, mas à medida que nossa visão se amplia, necessitamos de outros mapas, de outros paradigmas.

Não adianta ter boa intenção, tentar compreender. Se o mapa, o paradigma, não for adequado, não conseguiremos entender nada.

Quando afirmamos: isto não tem sentido, não quer dizer que necessariamente não tenha, porém, de acordo com nossa forma de ver a realidade, de acordo com nosso paradigma, não encontramos sentido.

Todos temos paradigmas. Uns são modelos para ver e interpretar a realidade. Outros, formas de ver valores, ou formas de ver como deveriam ser as coisas.

Todos precisamos de paradigmas, mapas, para tentar entender a realidade. Mas, quando deixamos de perceber que são simples mapas e começamos a acreditar que são a própria realidade, estes paradigmas, válidos e necessários, se convertem em preconceitos, limitadores, destruidores.

Preconceitos

O que é um preconceito? É uma ideia, um conceito, um modelo não analisado periodicamente e, portanto, assumido como A Verdade, A Realidade.

Às vezes, falamos que não somos preconceituosos porque não temos preconceito de raça, mas todo juízo de valor absoluto que fazemos é um preconceito.

Nossa percepção é condicionada profundamente pelos nossos paradigmas. O exemplo que vou colocar para entender isto, é conhecido, mas é ótimo para ilustrar o tema que estamos tratando. Veja o desenho da Figura 1. Você está vendo um modelo através do qual vamos interpretar a realidade, que é o desenho da Figura 2. Depois de ver a Figura 1, o que está vendo na Figura 2? Se você seguiu os passos conforme estamos falando, não terá dúvida nenhuma em ver uma jovem bonita, com uma série de predicados próprios de uma jovem. Tem alguma dúvida? Acredito que não, e com certeza discutiria com quem não visse o que você está vendo com tanta clareza. Como alguém pode não ver o que eu estou vendo? Só se for cego.

Mas imagine que você não viu o desenho da Figura 1.

Você não tem esse modelo de referência para ver o que estamos considerando na realidade, que é o desenho da Figura 2. Imagine que tem como modelo o desenho da Figura 3, e nunca viu a Figura 1. É difícil, mas tente. Esse vai ser agora seu paradigma para interpretar a realidade, que é a Figura 2.

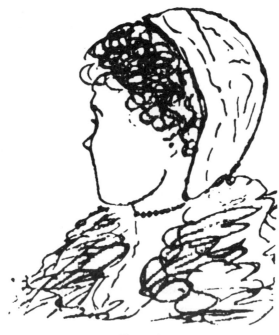

Figura 1

O que você está vendo na Figura 2? Se tem seguido os passos, com certeza a "realidade" agora é outra bem diferente, não acha?

O desenho da Figura 2 não mudou. Mas, então, o que mudou para ser visto de uma forma tão diferente? O modelo, o paradigma através do qual percebemos as coisas.

Este é um exemplo muito bom para nos darmos conta de como interpretamos o que vemos. Sempre vemos a realidade através de... e nunca diretamente. É por isto que uns veem o que outros não conseguem nem imaginar, e o que para uns é óbvio, para outros é impossível. A única diferença está no modelo com o qual se aproximam da realidade.

Ver as coisas assim é completamente normal. Todos interpretamos o mundo de acordo com nossa educação, crenças, vivências...

Porém, o que não deveria ser normal é pensar que a realidade só é como nós a vemos, e que a verdade é uma só, e, logicamente, é a que eu vejo.

Aqui está o problema. Em vez de abrir-nos a outras formas de ver a realidade, vendo através dos paradigmas dos outros, nós os atacamos, julgamos, e condenamos, porque, se não pensam como nós, só podem estar errados.

Um paradigma objetivado como a verdade, e não como descrição de uma parte dela, é um preconceito.

Normalmente pensamos que vemos as coisas como são, objetivamente, mas, na verdade, nós as vemos como somos, como fomos condicionados a vê-las.

Preconceito é um conceito, uma ideia, uma crença não analisada periodicamente. Quando um modelo se considera a verdade, e portanto inamovível, deixa de ser um paradigma para se converter em preconceito. E um preconceito está a um passo de chegar a ser uma ideia fixa, aquilo que a psicologia chama de complexo.

Há uma palavra mais usada e aceita, e, até diria, que dá um certo orgulho, para mascarar preconceitos. É, convicção.

Convicções, princípios inamovíveis, conceitos férreos, encerram um grande perigo muitas vezes sem percebermos.

Jaime Barylko, doutor em filosofia e letras, mas, sobretudo, um grande pensador, embora ele mesmo diga que "um excesso de pensamento não é diversão, é perversão", tem um livro que se intitula "El aprendizaje de la libertad" e, entre muitas coisas interessantes, simples e profundas, diz que "se estivéssemos menos seguros de nossas ideias, sofreríamos e mataríamos menos".

Numa entrevista feita por ocasião do lançamento do livro, explica o que os "princípios" têm feito na humanidade:

"Impressiona muito dizer a alguém para não ter princípios. Mas perguntemo-nos o que significa para nós ficar congelados, petrificados numa ideia que tivemos alguma vez. Os princípios precisam ser revisados constantemente, temos que pô-los à prova. Os homens que tiveram mais "princípios" foram os praticantes dos genocídios, hecatombes e holocaustos. Hitler era um homem de princípios férreos e rotundos. A Inquisição também tinha seus sagrados princípios. E não só a Católica, todas as religiões têm tido suas inquisições. Também os políticos têm princípios.

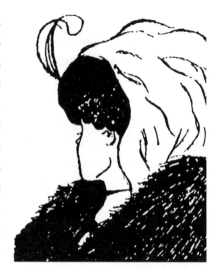

Figura 2

E acontece que, na história da humanidade, os grandes crimes têm sido cometidos justamente em nome dos princípios, das certezas, das verdades, das razões... Essa sombra ominosa de crimes perpetrados por gente "consequente" com seus princípios deveria levar-nos a desejar um pouco de inconsequência... Não tenhamos tantos "princípios", e se o outro não pensa como nós, não o "salvemos" de seu "erro", fazê-lo adotar nossos "princípios".

Algumas frases de Jaime Barylko, no seu livro, são esclarecedoras:

"Pré-conceito, um conceito tido algum dia e, desde então, o repetimos com uma fidelidade cega, quer dizer, com automatismo sacro."

"Preconceito não é somente pensar mal dos negros, dos judeus, do norte ou do sul.
Preconceito é todo conceito não analisado, não colocado de vez em quando para ser de novo avaliado.
O homem livre também tem preconceitos, porém, às vezes, pensa, às vezes duvida, às vezes se manifesta inseguro acerca das posições tomadas".

Isto para muitos pode parecer humilhante, e não é aceito.

Porém, é só analisar um pouco... É como se nossa inteligência fosse minimizada, mas é assim que funcionamos.

Quando falamos a respeito de qualquer coisa, estamos falando de nossos paradigmas, de nossa forma de ver aquilo.

Se alguém vê de forma diferente, logo pensamos que está enganado. Porém, pode ser tão inteligente como nós e ver de forma diferente, porque está vendo de outro lugar, de outro ponto de vista, com outro paradigma. O fato está aí, mas a interpretação é diferente.

As pessoas pensam que basta ver para crer. Se vemos, é natural que acreditemos.

Sempre me chamou a atenção que em coisas óbvias para mim, muitos não acreditavam, pois não eram entendidas da mesma forma pelos outros. Eu não conseguia entender. O máximo que conseguia entender era que eles não queriam ver o que tinham à sua frente. E, como se diz, ninguém é tão cego quanto aquele que não quer ver.

Mas, à medida que fui entendendo as diversas percepções, paradigmas e seus fundamentos, me dei conta de que as pessoas não veem do mesmo jeito o mesmo objeto ou fato e, o que uns interpretam como uma aparição, por exemplo, outros podem considerar como um truque. Depende do paradigma de cada um.

Foi então que compreendi como é importante saber distinguir dentro de cada um, os óculos, através dos quais se vê a realidade, da mesma realidade, para não se cometer erros de julgamento.

Conscientizando-nos de nossos paradigmas e, sabendo como eles são condicionantes de nossa percepção, poderemos extraí-los da realidade, analisá-los, ver outros e assim abrir-nos a novos conceitos, a novas ideias, a novas formas de ver a realidade, enriquecendo nossa vida cada vez mais, sem fechar as portas ao que antes não víamos e que pode transformar nossa vida.

A isto eu chamo abertura do "campo de consciência". Pensando em que muitas vezes, coisas óbvias para uns, são ininteligíveis para outros. Temos a tentação de pensar que pode estar faltando inteligência. Mas não é assim. O que pode faltar é flexibilidade, contato com novos contextos, novos pontos de vista, novos modelos, novos paradigmas.

Pontos a serem lembrados

Antes de começar a analisar um tema tão interessante, como é a Radiônica, vamos ajustar nossas lentes.

Somente nos aproximamos da realidade através de nossa percepção. Por isso não podemos dizer: "A realidade é assim", porém "eu vejo a realidade assim".

Programas, paradigmas, mapas e linguagens são apenas modelos da realidade que permitem interpretá-la e ter acesso a ela.

Se alguma coisa não é inteligível, temos que ver se o que estamos tentando entender está contido em nosso modelo de realidade, se está em nossa linguagem. Se não estiver, temos que mudar para poder entendê-lo.

Quando pensamos que o modelo da realidade que temos é "a realidade", "a verdade" se converte em preconceito.

Um paradigma objetivado como a verdade, e não como descrição ou uma explicação de uma parte dela, é um preconceito.

Para poder entender temas diferentes temos que aprender a abrir nosso "Campo de Consciência". Para isto necessitamos flexibilidade, contato com novos contextos, abertura a novos pontos de vista, a novos modelos, a novos paradigmas.

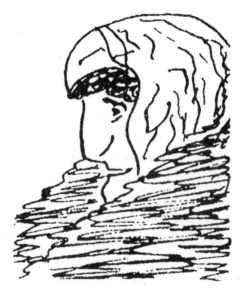

Figura 3

CAPÍTULO 2

Novos Paradigmas da Ciência

"A ciência avança através de respostas provisórias, conjeturais, em direção a uma série cada vez mais sutil de perguntas que penetram cada vez mais fundo na essência dos fenômenos naturais."

Louis Pasteur

Uma característica muito importante da ciência moderna é que tomou consciência de que todas as teorias científicas não são mais do que aproximações da verdadeira natureza da realidade, e cada teoria é válida para uma certa gama de fenômenos. Teorias novas vão nascendo tentando avançar e melhorar a explicação anterior, na medida em que vamos ampliando a visão deste misterioso Universo.

É precisamente pela magnificência dele que os cientistas vão construindo modelos para tentar explicá-lo. Mas, à medida que se desvendam novas áreas de pesquisa, estes modelos são insuficientes. Respondem a um estágio anterior de conhecimento.

Estamos numa época de descobertas fantásticas, e não podemos continuar só com modelos, paradigmas, da ciência do século passado. Eles já não servem para explicar como funciona a realidade subatômica em que estamos imersos.

O mundo de hoje é completamente diferente do mundo do século passado, e o modelo cartesiano já não é adequado para descrevê-lo.

A ciência física já constatou essas diferenças e vem construindo novos paradigmas que explicam melhor os fenômenos atuais.

É importante que outras ciências, como a biologia, medicina, psicologia percebam também que a vida não se pode entender através de um modelo mecanicista, reducionista, que precisamente deixa escapar justamente a própria vida.

Estamos numa grande mudança de paradigma.

O paradigma que dominou nossa cultura nos últimos trezentos anos está acabando.

A ciência medieval era muito diferente da chamada ciência moderna. Oscilava entre a razão e a fé. A finalidade fundamental era compreender o significado das coisas que estavam lá, o que não se entendia pela razão se colocava no campo do sobrenatural, da fé. E o que acontecia sem uma explicação conhecida se chamava "milagre". Assim se encaixava tudo sem grandes problemas.

A partir do ano mil e quinhentos aproximadamente começou uma nova era que iria mudar completamente esta forma de ver o mundo e as coisas.

O modelo orgânico medieval foi substituído pelo modelo de máquina. Este foi o paradigma dominante até nosso século em que as pesquisas da ciência física deixaram em evidência que este modelo era incapaz de explicar o mundo atômico e subatômico. Encontraram um novo, capaz de explicar melhor a realidade que estava sendo descoberta. E junto com ele, veio a humildade dos cientistas em reconhecer que os conceitos e teorias que usamos para interpretar a realidade são muito limitados porque também nossa Mente racional é limitada.

Esta ideia não era compartilhada pelos grandes nomes que revolucionaram a física e a astronomia e que fariam a chamada Idade da Revolução Científica. Esta revolução começou com Copérnico.

O início da era da ciência

Copérnico percebeu claramente que a terra não era o centro do Universo. Porém esta teoria ia de encontro à consciência religiosa daquele tempo. Entendia-se que a terra seria o centro do Universo e o homem, a figura central da criação. Sua teoria era uma ofensa à Igreja. Por isso, a demora em divulgá-la. Só o fez no ano de sua morte em mil quinhentos e quarenta e três, e mesmo assim, apenas na forma de hipótese.

Foi Kepler, cientista e místico, quem depois de um laborioso trabalho corroborou o sistema de Copérnico.

Mas, quem provocou a verdadeira revolução no mundo científico foi Galileu Galilei, já famoso por suas leis sobre a queda dos corpos.

Quando Galileu olhou os céus através do recém-inventado telescópio, com sua aguda observação científica, mudou a velha cosmologia fazendo com que a hipótese de Copérnico fosse estabelecida como Teoria Científica válida.

Galileu é mais importante, ainda, por ter sido o primeiro cientista a combinar a matemática com a experimentação científica, razão pela qual é considerado o pai da ciência moderna.

Ele dizia que as leis da natureza estão escritas numa linguagem matemática, cujos caracteres eram triângulos, círculos e outras figuras geométricas. É através da matemática e da geometria que poderemos entendê-las e entrar nelas.

Outro cientista, Francis Bacon, na Inglaterra, ajudou a mudar completamente o objetivo da investigação científica. A partir do conhecimento e submissão para com a Natureza, passou-se a querer dominá-la e extrair dela todos os segredos. Tinha que ser obrigada a servir.

Bacon era chanceler da coroa na Inglaterra. Devia estar acostumado a estas violências nos muitos julgamentos e condenações que se faziam às bruxas.

Esta mudança da concepção orgânica, de Terra-mãe, para a mecanicista do Mundo-máquina foi completada por dois grandes nomes: Renê Descartes e Newton.

O Universo mecânico

René Descartes

Considerado por muitos o fundador da filosofia moderna, Descartes era um grande matemático. A finalidade de sua vida foi chegar a construir um novo sistema de pensamento.

Com 23 anos de idade, Descartes teve uma intuição que iria direcionar sua vida. Vislumbrou "os alicerces de uma ciência maravilhosa" que unificaria todo o saber e com um método que permitiria construir uma completa ciência da natureza, sobre a qual poderia ter absoluta certeza. Uma ciência que, como a matemática, estaria baseada em princípios fundamentais que dispensariam demonstração.

A partir desse momento, dedicou sua vida a distinguir a verdade do erro em todos os campos do saber.

"Toda ciência é conhecimento certo e evidente. Rejeitemos todo conhecimento que é meramente provável e consideremos que só se deve acreditar naquelas coisas que são perfeitamente conhecidas e sobre as quais não pode haver dúvidas." Palavras de Descartes que denotam a firme crença da certeza do conhecimento científico. Ela constitui a base da filosofia cartesiana.

Foi, porém, exatamente aqui, na sua premissa essencial, que Descartes cometeu seu maior erro.

A Física do século XX mostrou, de maneira convincente, que todos os conceitos e teorias na ciência são limitados e aproximados.

A crença de Descartes na verdade científica, no entanto, é ainda hoje muito difundida. O cientificismo da cultura ocidental tem sua base nessa crença. Muitas pessoas continuam pensando que o método científico, é o único válido para compreender o Universo. Mas, se aceitamos o ponto de vista cartesiano como verdade absoluta e seu método como único válido para chegar ao conhecimento, pode levar-nos a cometer grandes erros.

Partindo da dúvida como ponto de partida fundamental no seu método, Descartes chega a terra firme na sua famosa frase "cogito ergo sum" – penso, logo existo. Disto não se pode duvidar. E assim fez sua primeira dedução, uma das ferramentas para conhecer a verdade: no pensamento está a essência da natureza humana e tudo que concebemos de maneira clara e distinta é verdadeiro.

Com certeza, Descartes deixou grandes contribuições para a ciência. Seu método analítico, por exemplo, porém, também levou a um reducionismo exagerado na crença de que "Todos os aspectos dos fenômenos complexos podem ser compreendidos se reduzidos às partes constituintes".

Por outra parte, a importância que Descartes deu à Mente conduziu-o à conclusão de que Mente e matéria são duas coisas separadas e diferentes. "Não há nada no conceito do corpo que pertença à mente, e nada na ideia da Mente que pertença ao corpo."

Esta divisão Mente-matéria penetrou profundamente no pensamento posterior e, até hoje, está influenciando no comportamento e nas ciências humanas. A Medicina, por exemplo, deixa de lado a dimensão mental, e os terapeutas lidam com a Mente deixando o corpo.

Deus criou a matéria e a Mente separadamente e independentes.

O Universo material era, para Descartes, uma máquina.

Nada além de uma máquina, que funcionava com leis mecânicas.

Este foi o paradigma que dominou a ciência até o século XX quando a Física fez uma mudança radical.

Na tentativa de estruturar uma ciência natural completa, Descartes foi mais longe. Os organismos vivos, animais e plantas também eram simples máquinas.

O ser humano era diferente porque o corpo, a máquina, estava habitada por uma alma racional que se ligava ao corpo pela glândula pineal.

O comportamento do corpo compunha-se, para ele, de operações mecânicas como aquelas primeiras máquinas feitas pelos homens daquela época que se movimentavam por si mesmas de maneiras diferentes.

Até certo ponto é o que fazemos atualmente quando comparamos o cérebro com os computadores. Se somente ficarmos aí, continuaremos agindo exatamente da mesma forma. Se pensarmos, porém, que é simplesmente uma das tantas formas de funcionamento cerebral, estaremos ultrapassando essa concepção.

Não devemos, pois, estranhar que naquela época se tentasse explicar o Universo com os instrumentos de que dispunham. Na época, a construção de relógios estava no auge. Não é de se admirar que Newton considerasse a natureza como um grande relógio.

O problema não está em comparar o organismo com uma máquina, que até certo ponto se assemelha, mas em acreditar que nada mais é que uma máquina. Este fato influenciou e ainda influencia enormemente a Medicina, trazendo como consequência a incapacidade de entender a maior parte das doenças atuais.

O método geral de Descartes, assim como sua clareza de pensamento continuam sendo de grande valia. Criou a estrutura conceitual para a ciência, mas não chegou a ver completamente realizado seu sonho de construir uma ciência acabada e mostrar um conhecimento com certeza matemática absoluta.

Quem deu continuidade a este sonho e completou a revolução científica foi Isaac Newton, que nasceu em 1642, ano em que faleceu Galileu.

A obra de Isaac Newton

Pode-se dizer que a ciência moderna começou com o trabalho de Isaac Newton (1642-1727).

Ele afirmava que o Universo se parecia a um relógio. Que todos os fenômenos que vemos são o resultado de umas poucas leis naturais que trabalham sob a superfície das coisas.

Newton realizou uma grandiosa síntese das obras de Copérnico, Kepler, Bacon, Galileu e Descartes, desenvolvendo uma completa formulação matemática da concepção mecanicista da natureza. Criou um método, o cálculo diferencial, que foi muito além das técnicas matemáticas de Galileu e Descartes.

O trabalho de Newton foi assim considerado por Einstein: "Talvez o maior avanço no pensamento que um único indivíduo teve alguma vez o privilégio de realizar".

Newton elaborou o sistema matemático do mundo. A imagem do mundo como uma máquina perfeita, que começou com Descartes, era agora considerado um fato comprovado.

O mundo era agora um sistema mecânico que podia ser observado objetivamente, independente do observador humano.

As três leis do movimento são a pedra angular da física e um exemplo do que se supunha que fosse a ciência.

Outro grande trabalho de Newton foi a união que fez da maçã com a lua, quer dizer, Terra e céu são objetos do mesmo estudo científico.

Os primeiros astrônomos pensavam que a Terra fosse algo especial, e que o céu com suas estrelas não tinha nada a ver com os fenômenos terrestres.

Por outra parte, os que se dedicavam a entender como funcionavam as coisas sobre a Terra, também pensavam que fossem outras leis que as regiam.

E assim, antes de Newton, a gravidade se estudava dividida entre gravidade celeste e gravidade terrestre. Galileu estudou a gravidade terrestre na queda dos corpos, uma das suas descobertas que o fizeram famoso.

Por outra parte, Kepler descobriu que as órbitas dos planetas, inclusive a terra, eram elípticas e não circulares, através de experimentação, chegando às chamadas leis de Kepler.

As leis de Kepler sobre o movimento planetário e a queda livre dos corpos de Galileu eram o que havia de melhor no conhecimento científico. Mas cada um pensava que suas descobertas nada tinham a ver umas com as outras.

Newton foi unicamente quem viu a concordância entre os estudos de ambos. E foi mais longe. Fez a fórmula matemática exata da força gravitacional.

Newton completou seu trabalho com a Lei da Gravidade Universal.

Já tinha a força (gravidade) e as regras, as leis do movimento que governavam a aplicação destas forças.

O Universo estava ordenado e previsível. O Universo era semelhante a um relógio que Deus um dia colocou em movimento e assim continuava.

Século XX, a grande mudança

O século XIX praticamente finalizou com estes paradigmas estruturados de forma completa por Newton. Embora novas descobertas tivessem começado a mostrar já as limitações do modelo mecanicista e, começava-se a preparar a grande revolução científica do século XX.

Uma destas descobertas foi um novo tipo de força, a eletricidade e o magnetismo, que não encaixavam completamente no modelo de máquina.

Os dois nomes mais importantes foram Faraday e C. Maxwell que introduziram o conceito de "campo de força", uma vez que esta força não podia ser contida dentro do conceito mecanicista estrito, dada a possibilidade de estudá-la independentemente dos corpos materiais.

Faraday ficava muitas vezes absorto em seus pensamentos, e conta-se que um dia, estando com um amigo, este lhe perguntou:

– Em que pensa, Faraday?

– Se eu falasse, meu querido Deville, você me chamaria de... alucinado.

Outra ideia que escapava ao conceito de máquina era uma nova forma de pensamento que envolvia a ideia de evolução.

Esta ideia começou a enfraquecer a concepção cartesiana de que o mundo seria uma máquina inteiramente construida por Deus.

A eletrodinâmica e a teoria da evolução, mostravam que o Universo era muito mais complexo do que tinham imaginado Descartes e Newton. Contudo, ainda se acreditava que suas ideias básicas fossem corretas, embora não suficientes.

E assim entramos no século XX em que as novas descobertas da Física abalaram completamente os principais conceitos cartesianos e mecânicos.

A Física penetrou num mundo completamente diferente. Vamos dar algumas pinceladas sobre as descobertas mais importantes da ciência e que vão constituir a base para entendermos, do ponto de vista científico, a Radiônica.

A respeito da nova Física, há livros de grande valor que recomendo àqueles que queiram se aprofundar nestes temas. Alguns deles podem se encontrar na bibliografia no final do livro. Aqui vamos dar simplesmente uma visão panorâmica destas novas ideias.

O primeiro susto

O ano de 1900, em dezembro mais precisamente, recém-estreado o século XX, Planck, um físico alemão bem conservador, estava querendo descobrir o que acontecia quando se esquentava um objeto. Ele ficava mais brilhante e mudava de cor. Mas... por que? Por que as coisas se comportavam dessa forma?

O susto foi grande quando descobriu que a estrutura básica da natureza era "granular" ou como os físicos dizem, descontínua. As mudanças da natureza eram "explosivas" e não "contínuas e suaves". A natureza seria feita de "blocos de energia". Pela primeira vez se falava de *quantum*. Esta é a razão pela qual muitos consideram Planck o pai da teoria quântica, que viria depois.

Esta descoberta assustou a Planck, porque pressentia que iria questionar a estrutura da ciência, como assim foi. Sem querer, Planck começou a abalar os fundamentos da física clássica.

Depois, passo a passo, através das grandes figuras do cenário científico do século XX, foi-se definindo a nova física.

A Teoria da Relatividade e a Teoria Quântica pesquisada por um grupo de cientistas de todo o mundo como Planck, Einstein, De Broglie, Bohr , Schrodinger, Heisenherg, Dirac, Pauli e outros, modificaram completamente os conceitos anteriores.

A Teoria Quântica mostrou que as partículas subatômicas não são grãos isolados de matéria. Elas são mais modelos de probabilidades, interconexões numa inseparável teia cósmica que inclui o observador humano e sua consciência.

E a "Teoria da Relatividade fez com que essa teia cósmica adquirisse vida por seu caráter intrinsecamente dinâmico, ao mostrar que sua atividade é a própria essência de seu ser".

A transformação maior da nova física está em admitir que a consciência tem um papel fundamental no chamado Universo físico.

Estamos num Universo omnijetivo. Não há divisão entre a realidade objetiva e subjetiva. O Universo físico está conectado por algum mecanismo fundamental à consciência.

A ideia de que havia um mundo físico acessível ao contato direto e que não importava que físico ou que Mente realizasse a observação, pois se tratava do "mesmo" Universo e daria sempre o "mesmo resultado", caiu por terra, segundo John A. Wheeler.

Para a nova Física da Teoria Quântica, as observações e seus resultados dependem tanto do mundo físico quanto da consciência do observador, ou melhor, do participante.

A nova Física diz mais:

"Não há somente um mundo físico. Participamos de um espectro no qual existem todas as realidades possíveis."

Tudo isto não quer dizer que, no seu próprio contexto, a Física de Newton não funcione, mas que estamos nos abrindo a um Universo cada vez mais complexo. À medida que vamos ultrapassando novas camadas temos que hierarquizar suas leis de outra forma.

Realidade... que é a realidade? O que vemos através de nossas percepções, do que cremos que seja, de nosso contexto... de nossa "realidade"? Como diz Don Juan em, "Relatos de Poder" de Carlos Castaneda:

"O mundo não se mostra diretamente; no entremeio está a descrição do mundo."

Os místicos afirmaram sempre que matéria e consciência são dois aspectos de uma mesma coisa. A nova Física traz esta mesma mensagem: somos participantes num Universo crescentemente maravilhoso.

A concepção Holográfica da consciência é o melhor paradigma, por enquanto porque, primeiro, cada pensamento está contido em todos os demais pensamentos (esta é a chave da criatividade); e segundo, se a consciência é também um campo/holograma, e não é mais que uma vibração no *continuum* de campos que organiza a matéria, nos dá uma explicação para a interação Mente-matéria.

Consciência e matéria são um *continuum*. O Holograma da consciência é um campo biogravitatório, e o Holograma da matéria é um campo gravitatório,

O fenômeno, bem conhecido, de caminhar sobre o fogo é um dos efeitos mais bem documentados de como a consciência afeta a realidade. Numa concepção estrita de causa-efeito, o fogo queima, porém existem pessoas, e cada vez mais, que podem atravessá-lo sem sofrer seu efeito normal.

Qual é a estrutura da matéria de modo que o Universo físico possa ser afetado pela consciência?

O Universo mecanicista da Física de Newton baseava-se na ideia de que a realidade era feita de objetos sólidos e espaços vazios, e isto, na vida quotidiana é válido. É o contexto normal da vida. Por isto é muito difícil imaginar um mundo onde isto perca seu significado.

Porém, com Einstein e a Teoria Quântica tudo mudou.

O segundo susto

Até o início do século a ideia era que a matéria fosse feita de "blocos" básicos de construção, os átomos. Mas, quando no começo do século, a ciência pôde se aproximar à estrutura do átomo houve uma enorme surpresa. Os átomos não eram "blocos", mas entidades compostas de outras menores. Rutherford não conseguia acreditar no que estava vendo, mas era assim mesmo.

A matéria era fundamentalmente espaço vazio. E esta era a primeira das muitas descobertas que se seguiriam.

Com o princípio da incerteza de Heisenberg e a Teoria Quântica, o mundo sólido da matéria nunca mais seria o mesmo.

Rutherford descobriu grandes espaços vazios no átomo.

Heisenberg e os físicos quânticos descobriram que os blocos de construção dos átomos (elétrons, prótons, nêutrons) e outras muitas partículas atômicas, não apresentavam propriedades de objetos físicos. As unidades subatômicas simplesmente não se comportam como partículas sólidas. Parecem ser entidades abstratas. Estas entidades se comportam como se fossem ondas? Partículas? Como alguma coisa que nossa limitada linguagem não consegue explicar.

A limitação de nossa linguagem determina a limitação de nossa compreensão do Universo. As palavras são para transmitir ideias, mas quando o que descobrimos ultrapassa o limite de nossa linguagem ficamos literalmente sem palavras. As palavras não conseguem conter a realidade. Conhecemos ondas e partículas, mas a realidade ultrapassa estes conceitos, comporta-se de forma diferente. Não é onda nem partícula. É algo diferente.

Os físicos pensavam que o espaço vazio era o cenário do mundo material. Agora, o cenário é um dos atores. Wheeler diz:

> *"É a geometria vazia e curva, uma espécie de material de construção mágico do qual se fabrica tudo o que há no mundo físico? .. São os campos e partículas entidades alheias imersas na geometria, ou não são outra coisa a não ser geometria?"*

Uma das características fundamentais da Teoria Quântica é a intima interconexão existente entre sistemas diferentes que não estão em contato espacial.

Todas as coisas estão interconectadas. A consciência e o mundo físico estão conectados, e não somente podemos viajar através do tempo à velocidade máxima da luz, mas cada ponto do cérebro está conectado a todos os demais pontos do Universo. É comparado com o tipo de realidade dos sonhos que é omnijetiva.

O Universo é um pensamento gigante em lugar de uma máquina gigantesca, como diz Sir Jeans.

Heisenberg contando num dos seus livros sobre lembranças a respeito de como se sentia nas suas pesquisas nos diz:

"Lembro-me das discussões com Bohr que duravam muitas horas, até muito entrada a noite e acabavam quase em desespero; e quando ao final da discussão ia sozinho passear pelo parque vizinho repetindo para mim mesmo uma e mil vezes a mesma pergunta: É possível que a natureza seja tão absurda como nos parece nas experiências atômicas?"

Interconexão quântica

A afirmação mais radical feita pela nova Física é que o papel do observador não tem sentido. Agora é "participante". Não há divisão entre observador e observado. Estamos numa realidade omnijetiva. Tudo está interconectado.

Sarfatti diz que a consciência é um campo biogravitatório similar ao campo gravitatório que governa a estrutura da matéria. O que quer dizer que Mente e matéria são vibracões ou ondas diferentes no mesmo estanque. Estes campos seriam parte de um *continuum*, campos dentro de campos.

Os textos tântricos definem três estados de consciência para mostrar que não há divisão entre consciência e realidade.

Primeiro se coloca o acento no "isto", depois no "eu", e por último, que seria a iluminação, a distinção entre o "eu" e "isto" deixa de existir. O Universo seria uma emanação da Mente , "Eu" crio o isto. O "isto" sem o "eu" não tem sentido.

Universos interpenetrantes

Treze de outubro de 1917. Setenta mil pessoas se reúnem em Cova de Iria em Fátima (Portugal) e presenciam um "milagre",

O editor do diário de Lisboa "O Século" declarou que o Sol dançou.

Alucinação massiva? O fato desafia a Física clássica, porém, no paradigma da nova Física tem uma explicação,

O que é a realidade "objetiva"? Desde pequenos nos dizem como se chamam as coisas e como temos que percebê-las. E se houver um desacordo na percepção dizemos que algo está errado, E isto por quê? Porque pensamos que há alguma coisa física "aí fora".

Na Universidade de Harvard fizeram-se pesquisas em relação à importância da pressão social sobre os julgamentos perceptuais e os resultados foram impressionantes, a ponto de Solomon E. Asch declarar:

> *"É muito preocupante que encontremos em nossa sociedade uma tendência à conformidade tão forte que pessoas jovens razoavelmente inteligentes e bem-intencionadas estejam dispostas a chamar branco ao preto."*

Por que temos tanta necessidade de consenso em nossas percepções? Porque nos ensinaram a estarmos de acordo. É por isto que ideias claras, simples e, às vezes, óbvias não são vistas até que começam a ser aceitas pela maioria.

J. R. Smythies diz que o mundo da criança é quase alucinatório, e à medida que cresce aprende a ignorar o considerado assim pelos adultos: A percepção se aprende, diz Piaget. A respeito do mundo da criança falaremos mais depois. Tentaremos dar uma explicação para muitos dos seus comportamentos, baseada em resultados práticos muito interessantes.

A capacidade de perceber é inata, porém não o quê perceber.

O cibernético Von Foerster diz que a Mente humana não percebe o que está "aí", mas o que acredita que deveria estar. "Aí" somente há ondas eletromagnéticas, não há luz, nem cor; nem calor, nem frio, porém moléculas que se movimentam com maior ou menor energia cinética média. Não há música, mas variações periódicas da pressão do ar.

O cérebro percebe o que quer perceber. Não nascemos ao mundo. Nascemos a algo que convertemos em mundo.

E aqui chegamos a um ponto muito importante. Não observamos o mundo físico, participamos com ele. Estamos implicados num processo de realimentação muito complexo, cujo resultado é "criar" o que está "aí fora"?

Os físicos, esperando encontrar elétrons, perceberam que a consciência encontra o que quer encontrar. E encontra o que acredita que existe.

John Lilly afirma:

"Em um campo de Mentes interconectadas, o que esta rede acredita que é certo, ou é certo ou resulta certo dentro de certos limites empírica e experimentalmente verificáveis."

Na vida cotidiana pensamos que há uma realidade única, porque permitimos que nossas percepções sejam governadas pelo consenso que a determina, de forma arbitrária. Às vezes captamos algo que consideramos que é assim.

De repente, outro a quem damos mais crédito que a nós mesmos, nos diz que é diferente, e a partir daí o vemos como diferente realmente.

"No paradigma da Física moderna temos sonhado o mundo. Nós o temos sonhado resistente, misterioso, visível, ubíquo no espaço e firme no tempo; porém temos consentido tênues e eternos interstícios de sem-razão na sua arquitetura, suficientes para saber que é falso."

Aquilo que cremos se converte certamente em uma maneira inimaginável.

Quando nossas crenças entram em conflito, criamos interferências mais ou menos sérias. Quando se trata de ver coisas em que todos nós cremos, por exemplo, uma árvore, uma casa... não há problema. Porém, quando entram outras realidades, começam os problemas porque, como diria Don Juan, não estão em nosso "tonal".

Na cosmologia de Don Juan a realidade tem dois aspectos, o "tonal" e o "nagual". É interessante como estas duas palavras ajudam para entendermos este tema.

O "tonal" seria a realidade como aprendemos a vê-la, casas, árvores, pedras... E o "nagual" é onde existem todas as realidades possíveis num número indeterminado de Universos. Nós fomos treinados pelo "tonal" e para o "tonal". É nele que nos encontramos à vontade. Nele estamos pisando "terra firme". Quando porém, aparecem coisas diferentes, luzes, espíritos, milagres, ou seja o que for que fuja ao "tonal", começamos a ficar perdidos, não porque não existam, mas porque não existem em nosso "tonal".

O mundo é real no sentido que possui uma existência objetiva para a Mente individual e não é uma projeção dela. A consciência é capaz de criar realidades fora do "tonal", tão reais quanto as do próprio "tonal".

Einstein provou que matéria e energia podem se converter uma na outra na sua famosa fórmula, $E = mc2$.

O tantra diz que a consciência não pode criar matéria porque a matéria não existe, é Maya.

Então, o que é criar?

O misticismo tibetano considera real uma criação mental. A Mente cria o mundo das aparências, objetos físicos ou tulpas. O processo é dar existência palpável a uma visualização.

O mundo é criado pela mente. A consciência é a estruturadora da realidade. Nossa consciência cria nossa realidade.

Nosso biocomputador se alimenta com metaprogramas em forma de símbolos.

Hoje estamos nos aproximando de tecnologias que parecem "nagual", fazendo-as "tonal ". Isto está nos levando a nos aproximar do "nagual" mais facilmente e trabalhar com ele de forma mais tranquila.

Por outra parte, a aproximação do "nagual" sem preparação pode ser perigoso sobretudo se temos medo e acreditamos que o "nagual" tem poder sobre nós, sobre nossa consciência que é a estruturadora da realidade e portanto a dona e senhora dela. Porém, se acreditamos que não tem poder sobre nós, não poderá nos fazer nada.

O sistema nervoso se organiza de forma a computar uma realidade estável. Isto nos dá segurança e nos ajuda a não entrar em "parafuso." Não podemos experimentar o "nagual" por muito tempo.

A nova física pode proporcionar-nos o meta programa para criarmos a própria realidade.

"A humanidade se encontra no umbral do incrível." M, Talbot.

Pearce diz que se umas quantas pessoas sozinhas podem inverter a causalidade em coisas isoladas, que não poderia fazer em nível estatístico amplo um grupo de pessoas que se pusesse de acordo? A resposta é: tudo o que quiserem, porque o único limite é aquele que cremos que temos. É nosso meta programa.

Uma nova cosmologia

Estamos num momento único na história. Estamos na confluência da mística e da ciência. Se acontecer tudo o que esta confluência implica, a vida terá uma transformação tal que a linguagem não será mais como a conhecemos. Estamos às portas de um mundo miraculoso.

Tudo aquilo em que cremos adquire realidade. As regras do jogo da vida são diferentes das que pensamos. Não há regras corretas únicas. Não há um só "ovo cósmico" correto.

Nossos conceitos sobre a realidade seriam o "ovo cósmico" que nos protege da arbitrariedade de nossas regras. Não há nada contra as regras. O único problema é pensar que nossas regras são as únicas verdadeiras, que nosso "ovo cósmico" é o único correto.

Devemos aprender a aceitar todas como corretas. Sobretudo as nossas. É muito bom não quebrar nosso "ovo", mas poder passar para outro sem problemas. Quebrar o "ovo" é nos sentirmos culpados por algo que pensamos que estamos fazendo mal. Ter umas regras e ir contra. O melhor é mudá-las se já não nos servem. Seria passar a outro "ovo".

Princípio da incerteza

Heisenberg introduziu a matemática matricial. Isto já foi muito importante. Porém, mais importante ainda foi a prova de que em nível subatômico não existem coisas como ciências exatas.

Há uma barreira que não podemos ultrapassar sem entrar nos domínios da incerteza. É chamada de "princípio da incerteza".

Não se pode medir exatamente ao mesmo tempo o *momentum* e a posição de uma partícula. Não podemos, em nível subatômico, observar algo sem afetá-lo.

Parece que o princípio da incerteza mina a ideia de um Universo causal, porque diz que a Teoria dos Quanta pode predizer a provável distribuição dos elétrons num dado espaço e num dado tempo, mas não o curso de um único elétron.

Outra implicação deste princípio. Uma partícula em movimento tem sua posição e *momentum*. O fato de não poder-se determinar isto pode significar que o que chamamos de partícula em movimento não seja uma partícula em movimento. O que estamos observando se apresenta como se fosse. Portanto não vemos as coisas como são, mas como optamos por vê-las.

Causalidade? Indeterminismo?

A respeito deste tema Jack Sarfatti tem umas ideias com as quais concordo e gostaria de colocar aqui. "A estrutura da matéria não pode ser independente da consciência."

E introduzir o metaprincípio do participante: "O fator determinante de um salto quântico individualizado se associa à volição do participante. Normalmente, a vontade coletiva dos participantes está desfocada, ao ser incoerente, o que proporciona um caráter aparentemente aleatório à probabilidade quântica", "Psychoenergetic Systems."

O caráter aleatório do movimento Browniano se deve à suposição de que a vontade coletiva dos participantes está geralmente desfocada. Então, a partícula em ziguezague aleatório é baqueteada de um lado para outro pelo funcionamento mental subconsciente dos participantes.

"Num experimento quântico particular num laboratório de Física, o participante pode ser o único experimentador, embora em nível mais profundo da interconexão quântica deve-se incluir também a série geral dos sistemas viventes. Todos os sistemas conscientes, independentemente da respectiva localização no espaço temporal em relação ao aparelho experimental, contribuem de forma incoerente com o potencial quântico total não-local, sentido pelos fótons e elétrons individuais."

O que Uri Geller e outros psíquicos fazem é, muitas vezes, criar coerência e direcionar a mudança.

Pontos a serem lembrados

A ciência atual tomou consciência de que todas as teorias científicas não são mais do que aproximações à verdadeira natureza da realidade.

Estamos numa época diferente e não podemos continuar só com modelos do passado.

O início da era da ciência começou com Copérnico, Kepler, e principalmente com Galileu Galilei que dizia que "as leis da natureza estão escritas numa linguagem matemática e os caracteres eram triângulos, círculos e outras figuras geométricas, e através da matemática e geometria podemos entendê-las".

O Universo é uma máquina, foi o paradigma fundamental dos últimos séculos, começando por Descartes e estruturado completamente por Newton.

Ideias que ainda hoje interferem em nossa vida

Toda Ciência é conhecimento certo e evidente. Só se pode acreditar naquilo em que não pode haver dúvidas.

Existe uma divisão completa entre Mente e matéria. "Não há nada no conceito de corpo que pertença à mente, e nada no conceito de Mente que pertença ao corpo."

O Universo é uma máquina que funciona com leis mecânicas. E os organismos vivos, animais e plantas, também são simples máquinas.

Newton completou todo este trabalho. O mundo era ordenado e previsível. O Universo era semelhante a um relógio que Deus um dia colocou em movimento e assim continua.

Século XX, a grande mudança. A Física penetra num mundo completamente diferente.

Planck descobre que a natureza é descontínua. Começa-se a falar em Quanta.

A Teoria da Relatividade e a Teoria Quântica modificam completamente os conceitos anteriores.

A Teoria Quântica diz que as partículas subatômicas são "modelos de probabilidades", com interconexões numa inseparável teia cósmica que inclui o observador humano e sua consciência.

A transformação maior da nova física é que admita que a consciência tem um papel fundamental no chamado Universo físico.

Estamos num Universo Omnijetivo.

Não há um mundo físico separado. Participamos de um espectro onde existem todas as realidades possíveis.

Há uma íntima interconexão entre sistemas diferentes que não estão em contato espacial. Tudo está interconectado. O Universo é um pensamento gigante, em vez, de uma gigantesca máquina.

Somos participantes, não observadores.

Os físicos, esperando encontrar elétrons, descobriram que a consciência encontra o que quer encontrar. E descobre o que acredita que existe.

A humanidade se encontra no umbral do incrível.

Segunda Parte

RADIÔNICA

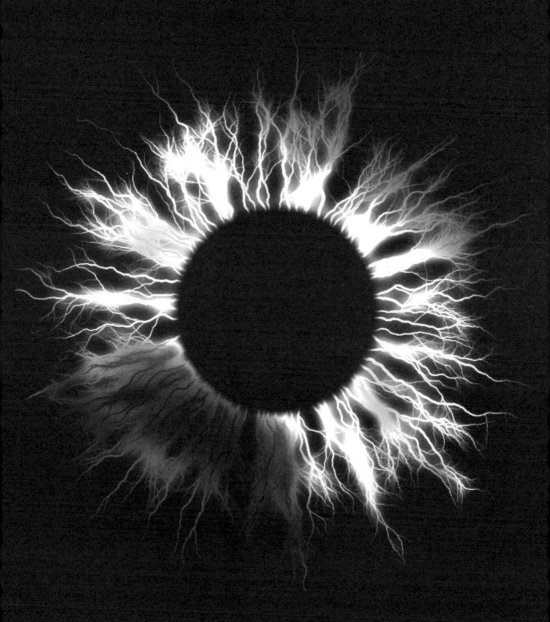

CAPÍTULO 3

Radiônica – Sua história e possíveis explicações

Radiônica

E agora, vamos entrar no apaixonante tema da Radiônica. Apaixonante para quem a pratica... quando vê que com um simples aparelho, modificando um dial, mexendo com uma espiral ou trabalhando com uma forma, uma pessoa se transforma, se modifica, muitas vezes, completamente. Eu já tenho visto pessoas se modificarem completamente em poucos minutos.

Claro que irão confluir uma série de fatores que iremos analisando, mas definitivamente: O que é a Radiônica?

Antes, uma breve história

Antes de tentar definir a Radiônica, vamos dar um passeio junto com muitas pessoas que tiveram a ousadia de desafiar as leis científicas de seu tempo.

A maioria dos precursores das grandes ideias, dos grandes inventos e descobertas atuais foram considerados loucos, charlatões... Porém, eles deram o primeiro passo. Um passo firme que levou realmente ao que hoje conhecemos.

Vamos citar alguns nomes, não todos, dos precursores deste campo que nos ocupa no momento, a chamada atualmente Radiônica.

Desde o início da humanidade se conhece aquilo que hoje chamamos de energia, e que foi recebendo ao longo do tempo diferentes nomes.

Os Hindus, mais de três mil anos antes de Cristo, já a conheciam como "prana". Seria uma energia não-física que absorveríamos do Universo através de centros de energia conhecidos como Chacras. Hermes Trismegisto, a chamava "Telesrna". Platão, a chamava "Nous", Hipócrates dizia que era "Via Medicatrix Naturae", também a chamava "Ignis Subtilissimus", Aristóteles a denominava "Causa Formativa", Galena, "Facultas Formatrix". Paracelso, "Alcahest". Os Alquimistas a chamavam "Quinta Essência". "Espírito Universal" é como era chamada pelos ocultistas. Descartes a chamava "Matéria Sutil", e assim poderíamos fazer uma lista interminável de nomes,

Sempre, ao longo da história, houve alguém que falou desta energia diferente, que superava o campo físico, que era responsável pela vida, que era uma espécie de emanação, diferente da matéria, e que era absorvida pelo organismo, pelo ser humano e pelas coisas do Universo. Mas a ciência tradicional, estabilizada, estruturada, sempre a combateu, sempre tentou ridicularizá-la.

Vamos percorrer esta breve história, começando com Paracelso.

Paracelso nasceu mais ou menos em 1490, na Suíça. Era um grande médico e pesquisador da natureza, Ele dizia que o Homem possuía um débil magnetismo, e que os Astros eram responsáveis pelos sentimentos, pelos pensamentos, caráter e o destino dos homens.

Esse magnetismo que vinha dos Astros, retornava de volta a eles, por meio de um perpétuo movimento de fluxo e refluxo. O que queria dizer que nós estamos constantemente sob a influência dos Astros. Em consequência, ele acreditava que todas as doenças tinham sua origem na natureza invisível do homem, nessas energias que emanavam dos Astros, e naquelas que interferiam diretamente na estrutura humana. Acreditava que o Homem físico era uma emanação desses princípios invisíveis.

O sistema terapêutico de Paracelso baseava-se em remover distúrbios no campo da energia vital. Usava ímãs, nos quais colocava propriedades curativas, que atuariam, como uma continuação dos Astros, no ser humano.

Esse trabalho de Paracelso foi retomado por um médico inglês, Gilbert, médico da Rainha Isabel da Inglaterra, que publicou um tratado sobre o magnetismo, intitulado:

"The Magnet". É o primeiro livro sério que realmente conhecemos sobre o magnetismo.

Pouco depois, outro professor de Medicina em Malbourg, Goclenius, publicou mais um livro sobre o tema: "Tratado da Curação Magnética", que falava de como curar feridas através de um unguento magnético que tinha desenvolvido pelos ensinamentos de Paracelso.

Mas aqui entra um jesuíta, Roberti, que começou a atacá-lo duramente, dizendo que ele curava por intermédio do demônio. Iniciou-se uma disputa entre os dois até que, por fim, Goclenius se retirou cansado.

Outro grande defensor das doutrinas de Paracelso, foi o grande médico e químico belga Van Helmont, que concluiu esta teoria dizendo que uma força magnética irradiava do homem e podia ser usada para influenciar as Mentes e corpos dos outros.

Deixando alguns outros nomes que continuaram trabalhando com o magnetismo, encontramo-nos com Mesmer, nascido na Suíça, em 1734, mas se radicou em Viena, onde também foi influenciado pelos estudos de Paracelso. Defendeu uma tese de doutorado, publicada em 1766, recebendo o título de Doutor em Medicina.

O tema da tese foi: "De planetarium influxu", onde apresenta a influência dos Astros sobre o corpo humano. Trabalhava com Astrologia e com Medicina, atribuindo ao magnetismo propriedades fantásticas. Estava convencido de que o ser humano possuía este magnetismo.

Mesmer teve um sucesso extraordinário em Viena com as curas que fazia. Isto logicamente despertou a inveja de seus colegas e, como é habitual, também naquela época, começaram a vincular suas curas à feitiçaria ou a influências diabólicas. Desta forma, foi expulso da Faculdade de Medicina, sendo inclusive convidado a abandonar a prática da Medicina.

Foi a Paris, acreditando que lá encontraria pessoas mais esclarecidas que apreciariam suas descobertas. E assim foi, no início, até que a Medicina tradicional novamente se sentiu ameaçada, e começou de novo o mesmo processo.

Mesmer foi um homem de ciência. Refletia sobre tudo o que fazia, perguntando-se... por que isto funciona?... Qual é a causa das curas?...

E percebeu que através de sua mão, irradiava-se alguma energia desconhecida, muito mais misteriosa do que realmente a energia de um ímã. Isto era algo a mais do que as teorias de Paracelso apresentaram.

Este fato levou-o à conclusão de que ele era o possuidor do poder, e não propriamente os ímãs. Então, qual era o papel dos ímãs? Os ímãs seriam os que comunicavam, transmitiam a energia que emanava da pessoa. Armazenavam esta energia e a transmitiam, dependendo da vontade da pessoa.

Contudo, como estava tão influenciado com o magnetismo, a esta energia deu o nome de Magnetismo Animal.

Obteve em Paris, com suas curas, o mesmo sucesso que havia tido em Viena. E, de novo, os médicos de Paris começaram a se inquietar pela fama de Mesmer.

Mais uma vez foi alvo de ataques e ridicularizado pela Medicina oficial.

O Doutor D'Eslon, médico da Corte e que viria a ser um grande discípulo de Mesmer, apesar de ser acusado de proteger uma superstição, publicou um livro sobre o Magnetismo Animal, dizendo que este é um fluido Universal que enche a natureza, que é o mais delicado fluido da natureza... e que o corpo humano tem propriedades semelhantes às de um ímã, que se podem comunicar de um corpo a outro. E mais uma ideia muito importante: este Magnetismo Animal pode operar a grandes distâncias sem a intervenção de nenhum corpo e é refletido por espelhos. E além disso, pode ser comunicado, propagado, incrementado pelo som, acumulado, concentrado, transportado...

Essas ideias realmente são muito interessantes, mas o doutor D'Eslon morreu antes de ver estas ideias reconhecidas.

Mesmer, depois de outras tentativas para mostrar seu sistema, seu método de cura, faleceu quase esquecido em 1815. Porém, muitos de seus seguidores continuaram este trabalho energético.

Dentro deste nosso passeio importante no tema que nos ocupa, mais uma pessoa, o Barão Karl Reichenbach, nascido em 1788 e herdeiro de uma grande fortuna, morava perto de Viena. Foi um grande químico industrial, um conhecedor científico, que, entre outras coisas, descobriu a parafina. Em 1844, publicou um livro sobre sua grande descoberta.

Ele pensava ter descoberto uma forma estranha de energia que emanava de todos os seres vivos, mas também da matéria inanimada. Segundo ele, esta estranha energia se estendia por todo o Universo e se diferenciava de outras forças conhecidas por ter uma existência própria e independente do magnetismo. Distinguia-se dele porque não atraía ferro, nem era capaz de induzir uma corrente nos condutores metálicos como acontecia com o magnetismo. Mesmo assim, esta estranha energia tinha polaridade como os ímãs, embora suas propriedades fossem diferentes e pessoas sensíveis podiam percebê-la.

A esta energia deu o nome de Ódica. Dizem alguns que foi em honra ao deus mitológico, Odim. Mas segundo o próprio Reichenbach, o nome Ódica é uma palavra derivada do Grego Oide, que significa forma.

Esta Força Ódica seria uma força da natureza, que se irradia de todas as pessoas, dos animais e também dos objetos.

Em seu livro, mostra várias experiências de sensitivos e alguns experimentos fáceis de realizar, que seriam úteis para as pessoas comprovarem a sua veracidade. Apontava que essa energia poderia ser acumulada, conduzida por fios. Poderia ser focalizada por uma lente... Muitas pessoas podem transmiti-la a outras, tanto para fins de cura como para causar doenças, ou alguma dor. A finalidade iria depender da pessoa que transmitisse esta energia.

Mas apesar da consistência das provas efetuadas com esta energia e de contar com o patrocínio de Berzelius, grande sábio da época, muitas pessoas desprezaram estas ideias, como aconteceu com as anteriores.

Uma das características desta força era que podia ser conduzida por fios. A energia que sai do Sol e da Lua, ou das estrelas, pode ser conduzida através de um fio. Este fato foi comprovado cem anos depois pelo engenheiro Hierônimus, radionicista, que percebeu realmente uma energia desconhecida muito semelhante à Energia Ódica de Reichenbach e que a denominou Elóptica.

Fez a seguinte experiência: colocou duas plantas em um galpão totalmente escuro e uma delas foi conectada com um fio de cobre que saía do galpão ficando na luz. O experimento foi muito interessante porque Hierônimus comprovou que a planta que havia deixado conectada a este fio, estava perfeita, verde, bonita ... enquanto a outra, que havia permanecido sem conexão, estava sem força, branca, sem energia. A conclusão foi que o Sol emite alguma força desconhecida de energia que vem junto com a luz, mas que não é realmente a luz.

No fim do século passado, várias pessoas, médicos, cientistas... como por exemplo, Durville e o Doutor Barety, continuaram este trabalho de pesquisa.

No mesmo ano que o Dr. Barety comunicou ao mundo científico suas descobertas sobre a Força Nêurica, nome diferente que deu ao Magnetismo Animal ou Força Ódica, um importante físico daquela época, William Crookes, também dava a conhecer uma comunicação de Thore, sobre o descobrimento de uma nova força.

Aparelhos

No final do século passado, apareceram numerosos aparelhos, como por exemplo o magnetômetro do Dr. Planat, o magnetômetro de Fortin. Todos eles para demonstrar, de alguma forma, estes tipos de energias diferentes que estavam começando a descobrir.

Um aparelho semelhante ao de Forlin, mas com algumas modificações, foi o biômetro do Dr. Audollent, assim como o experimento do professor de filosofia Boirac. É um aparelho muito simples destinado a medir as energias que emite o corpo humano. O professor Boirac fala em seus escritos o que já estava sendo um tema comum naquela época, que existia uma radiação com a qual o ser humano podia exercer à distância uma influência sobre outro ser ou sobre objetos materiais.

Outro pesquisador importante foi o Doutor Baraduc, fundador do Instituto Internacional de Psicologia, discípulo de Charcot, que, entre muitas outras coisas, fez estudos sobre a alma humana e sobre o efeito das luzes de cores no organismo...

Enfim, poderíamos falar de muitos nomes do fim do século passado e começo deste, que se destacaram na pesquisa de energias diferentes, através de aparelhos diversos. Tentavam provar que existia algo que ultrapassava o campo físico, e que possuía muitas características interessantes.

Para concluir esta parte da história, vamos deixar o nome de alguém que trabalhou bastante dentro do campo da aura e de como torná-la visível.

Estou me referindo a Kilner, médico inglês que desenvolveu uma forma muito interessante de ver a aura.

Depois de muitos anos de experimentos e pesquisas, achou que poderia comprovar, com bases científicas, o que já se conhecia há muitos anos: que o corpo humano tinha uma aura, e que sua cor muda segundo o seu estado de saúde (ou doença) e segundo seu estado de ânimo. Através da aura, então, poder-se-ia se diagnosticar o estado da pessoa.

A pesquisa sobre as energias humanas, começaram a melhorar a partir deste trabalho de Kilner e a percorrer um terreno mais confiável, cientificamente.

Iniciando a Radiônica Dr. Albert Abrams

E assim chegamos à década de 20, quando se fizeram grandes descobertas no campo da energia humana.

Com o Dr. Albert Abrams, entramos propriamente no campo da Radiônica.

Considerado o "pai" da Radiônica, Abrams nasceu em São Francisco, no dia 5 de dezembro de 1863.

Os pais gozavam de uma posição social privilegiada e Abrams foi estudar no Colégio Médico de São Francisco. Posteriormente passou para a Universidade de Oxford e mais tarde para a Universidade de Heidelberg na Alemanha, de onde saiu em 1882 com o título de Doutor em Medicina, título outorgado por uma das mais prestigiadas Universidades da Europa, e que foi conquistado com Honra ao Mérito.

Continuando seus estudos, passou por Londres, Paris, Berlim, Viena... com os melhores professores da época.

No ano de 1883, convalidou seu título de Medicina na Universidade de Stanford. Em 1885 já era Assistente de Patologia e em 1890 assumiu a Cátedra de Clínica Médica e Patológica. Em 1894 tornou-se Catedrático Titular desta disciplina.

Logo é nomeado diretor e professor de Patologia Clínica da Universidade de Stanford de São Francisco, onde fica até 1898.

E para acabar este resumido e glorioso *curriculum* como médico, o Dr. Abrams foi Presidente da Sociedade Médica de São Francisco e Vice-presidente da Sociedade Médica da Califórnia.

Abrams, além de tudo isso, escreveu mais de dez livros, todos eles sobre temas médicos, onde se incluíam as energias humanas. Neles colocou as bases iniciais, que nunca foram aceitas pela ciência tradicional da época, do que é conhecido hoje por Radiônica.

Tenho colocado, de uma forma muito sucinta, parte de sua trajetória como médico e, como se pode ver, um médico cheio de louvores, considerado eminente para aquela época. É interessante, no entanto, observar que, quando começou a trabalhar com ideias diferentes às consideradas normais, foi sendo deixado de lado. Continuou, porém, com seu trabalho fantástico, trabalho completamente diferente ao conhecido naquela época pela Medicina.

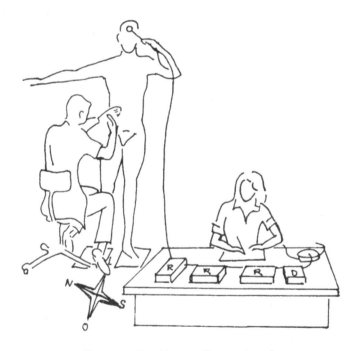

Figura 4 - Dr. Abrams diagnosticando

Publicou algumas revistas e, nos últimos anos de sua vida, com a venda dos aparelhos, das consultas de milhares de pacientes e com sua fortuna de família fundou uma instituição que iria construir um grande hospital para trabalhar com este sistema de cura, onde os pacientes sem recursos seriam atendidos gratuitamente. Mas, o Dr. Albert Abrams, faleceu no dia 14 de janeiro de 1924, praticamente no momento que iria começar a funcionar esse hospital.

O Dr. Abrams foi um dos melhores diagnosticadores do seu tempo. Sir james Barr, presidente da Associação Médica Britânica falou que Abrams era, junto com Wright, um dos dois maiores gênios da Ciência Médica dos últimos cinquenta anos, e Abrams era o primeiro. Foi o período entre 1875 e 1925 (Fig. 4).

E o que é mais interessante, as descobertas de ambos foram ridicularizadas pela Ciência Médica da época.

O Dr. Abrams foi homem de um grande conhecimento da Ciência Médica, uma inteligência aguda, com grande experiência clínica que o capacitava como um renomado cientista. "Seu método altamente efetivo, simples e lógico para cura e diagnóstico das doenças, foi tão revolucionário que se alguma vez se chegar a estudar profundamente com todas as suas implicações, transformará as bases de diagnósticos e tratamento das doenças."

O Dr. Abrams inventou muitos aparelhos. Vamos resumir seu vasto trabalho de pesquisa.

Na verdade, a vida do Dr. Abrams mereceria um livro, mas como não é este o assunto de momento, vamos resumir aquilo que nos interessa.

Abrams, pelas pesquisas que foi fazendo, chegou à conclusão de que todas as coisas emitiam radiações e que o corpo humano era como um receptor para estas radiações. Lembremos que o rádio estava começando a ser usado naquela época.

Descobriu que cada órgão funciona como um sistema separado de radiodifusão, que emite ondas de uma frequência específica e, quando este órgão está doente ou enfraquecido, a frequência se altera (Fig. 5).

Ele era um diagnosticador, professor de patologia clínica e tinha um senso muito aguçado no diagnóstico de percussão. Um dia, quando estava ensinando aos seus alunos como funcionava este tipo de diagnóstico, percebeu, sem querer, que dependendo da posição da pessoa ele obtinha diferentes resultados. Então observou que a direção magnética, a direção Norte, Sul, Leste e Oeste, tinha influência sobre os sons, que o estômago, o intestino etc... podiam emitir.

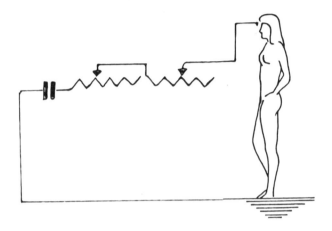

Figura 5 - Reflexófono

Com isso descobriu que se colocasse um paciente na direção Leste/Oeste, e percutisse o abdômen, este emitia sons abafados em certas regiões dependendo do tipo de doença.

Descobriu também que se podia fazer o diagnóstico através de uma pessoa saudável. Situadas ambas - saudável e doente - na mesma direção, e percutindo no abdômen da saudável, através dos sons emitidos poder-se-ia diagnosticar a pessoa doente.

Depois viu que acontecia a mesma coisa se ligasse uma pessoa doente a uma saudável por um fio simplesmente, embora estivesse à distância. Desta forma, estava desenvolvendo um circuito. O próximo passo seria colocar uma resistência variável no fio entre a pessoa enferma e a pessoa sadia (ver fig. 4).

É interessante dizer que quando trabalhava com diais, com resistências, não colocava eletricidade no circuito. Desta forma, começou a descobrir que radiação emitia aquele tipo de doença.

O passo seguinte foi fazer um instrumento que fosse capaz de emitir radiações que neutralizassem aquelas emitidas pelos órgãos doentes.

Outra das conclusões a que chegou foi que os medicamentos curam pela sua radioatividade, sua energia, suas vibrações, e não por suas propriedades químicas. E assim, chegou à conclusão de que as doenças tinham que ser destruídas por vibrações similares àquelas que tinham os órgãos quando estavam sadios. Então pensou que se enviava longitudes de ondas semelhantes a aquelas que tinham quando sadios, com a mesma frequência, mas com maior intensidade, poder-se-ia levar o tecido doente à saúde.

Abrams baseou seu trabalho terapêutico no fenômeno da ressonância.

Este fenômeno foi descoberto pelo físico alemão H. Herrz, em 1892. Abrams estava procurando fazer um aparelho junto com um amigo seu, engenheiro em rádio, Hoffman, que tivesse as características necessárias para curar com radiação. Este aparelho, tão sonhado por Abrams, ficou pronto no ano de 1920 e foi chamado: "Osciloclast", que quer dizer, rompedor de ondas (Fig. 6).

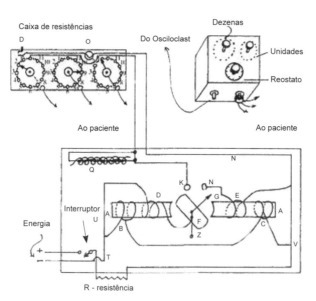

Figura 6 - Esquema do Osciloclasto segundo Taylor Jones

Este aparelho, por uma parte deu-lhe fama, pois começou a curar muita gente, mas também o levou ao descrédito diante de seus colegas que diziam que ele simplesmente curava por sugestão.

Eles não podiam admitir que um aparelho eletromecânico, curasse doenças. Porém, como sempre acontece também, houve muitos médicos que chegaram de toda a América à clínica de Abrams, para terem cursos de especialização com ele.

Depois de sua morte, os órgãos oficiais de Medicina da América do Norte tentaram denegrir sua imagem com mentiras acusando-o de charlatão??? A ideia era fazer com que seus discípulos não continuassem o trabalho, o que conseguiram só em parte, porque a pesquisa não somente continuou, mas ultrapassou o oceano instalando-se com força na Inglaterra.

Dra. Ruth Drohn

Seguindo a linha de evolução da Radiônica, merece especial atenção a Dra. Ruth Drohn, que introduziu inovações importantes.

Uma delas é que foi a primeira pessoa a colocar um sistema de percussão revestido de borracha no aparelho radiônico, para ser utilizado como detetor.

Outra inovação muito importante: foi a primeira pessoa a tratar de pacientes à distância, usando um pouco de sangue como testemunho. Também foi a primeira pessoa a se dar conta da importância que têm as glândulas endócrinas no tratamento de qualquer doença.

E um fato interessante é que a Dra. Drohn construiu uma câmara radiônica que fotografava órgãos internos, a partir de uma gota de sangue.

As fotografias que fazia eram parecidas às radiografias que conhecemos atualmente, embora fossem feitas de maneira muito diferente.

Eram feitas sintonizando as frequências do órgão doente, através dos diais do aparelho. Contudo, as explicações eram sempre vagas, porque na verdade a Mente já tinha um papel muito importante nesses aparelhos.

Seus aparelhos radiônicos já começavam a ser muito semelhantes a aparelhos utilizados hoje em dia. Não eram mais feitos de válvulas, baterias, nem se conectavam a fontes de energia elétrica. A única energia que entrava era a do paciente. Isto, logicamente não era entendido pela Medicina, e por isto, mais uma vez o aparelho, que simplesmente com um testemunho fazia fotografias, não foi aceito.

A Dra. Drohn o chamou de Radiovisão (Fig. 7) e foi patenteado na Inglaterra no ano de 1939.

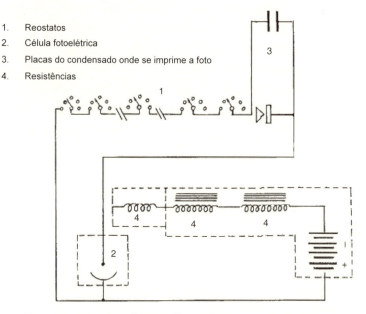

Figura 7 - Esquema do aparelho Radiovisão da Dra. Drohn.

Apesar de suas inúmeras curas e de ter sido condecorada no ano de 1946 com o Certificado de Honra ao Mérito do Museu de Nova Iorque de Ciência e Indústria, em 1951, a Administração de Drogas e Alimentos do governo colocou a Dra. Drohn em Juízo Federal.

Mas isso foi uma grande paródia, onde o advogado queria a destruição dos aparelhos, imediatamente.

Foi confinada somente a pesquisa e, quando contava 72 anos de idade, simplesmente por ter feito um diagnóstico, destruíram seus escritos, colocaram-na na cadeia, onde pouco tempo depois, veio a falecer. Esta é a história de pessoas num país livre.

Georges Lakhovsky

Mais um estudioso merece grande destaque no campo das pesquisas: Georges Lakhovsky. Engenheiro russo, radicado na França, nasceu em 1870.

Depois de terminar seus estudos de engenharia em Odessa, como era tradição entre os intelectuais da época, foi completar sua formação em universidades de grande fama na Europa. E, assim, foi para Paris onde se casou e viveu grande parte de sua vida.

Sua profíssão de engenheiro foi exercida durante pouco tempo, pois cada vez mais se interessava pela biologia. E foi aqui onde começou um trabalho fantástico de pesquisa.

Todo trabalho de Lakhovsky baseou-se no fenômeno da ressonância. Ele pensava que todo ser vivente era um sistema eletromagnético que estava em equilíbrio no campo da radiação cósmica.

Cada célula ressoava com as radiações do Universo, porque ela se comportava como se fosse um circuíto oscilante. Um circuíto oscilante dotado de autoindução, capacidade, resistência elétrica e assim cada célula podia vibrar a uma elevadíssima frequência sob a influência dos raios cósmicos.

As oscilações das células seriam verdadeiros circuitos elétricos abertos, circuitos osciladores e ressoadores eletromagnéticos, que, normalmente, estariam em equilíbrio dentro das radiações ambientais.

E o que seria a doença?

A doença seria um desequilíbrio oscilatório celular motivado por diferentes causas.

Ele pensava que a radiação emitida por alguns micróbios poderia anular a radiação da célula. Então, trava-se uma luta entre o micróbio e o organismo e, se o vencedor for o micróbio, aparece a doença, mas por outro lado, se o vencedor for o organismo, aparece a saúde.

A conclusão de Lakhovsky foi que, para curar, o importante é estabelecer ou restabelecer o equilíbrio oscilatório celular, alterado pelos micróbios.

Entre outras coisas, Lakhovsky sabia que a febre é um recurso que o organismo tem para produzir a cura de muitas doenças. Assim, muitas doenças desapareciam depois de uma febre alta.

Sabia também que normalmente a febre aparece com mais força ao entardecer ou durante a noite.

Por outra parte, os micróbios, normalmente, não resistem a uma temperatura superior a 39, 40 ou 41 graus. Sabendo disso, Lakhovsky começou a pensar em um aparelho que pudesse criar uma espécie de febre artificial e, finalmente, no ano 1923, estava pronto. Chamou-o de Radiocélulo-oscilador.

Este aparelho emitia ondas entre 2 e 10 metros de longitude, que correspondem a uma frequência de 150 a 30 megaciclos. Com ele fez muitas pesquisas e realizou coisas muito interessantes.

Depois trabalhou com espirais ou anéis abertos, que chamou de Osciladores ou Circuitos Oscilantes Abertos (Fig. 8). Com eles, fez praticamente a mesma coisa que com o aparelho anterior.

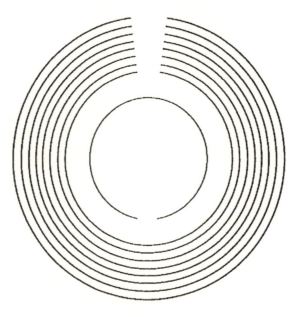

Figura 8

Mas, estas descobertas despertaram a inveja dos médicos de Salpetrèe, que começaram a falar, tentando desacreditá-lo, alegando que tudo aquilo era fruto da sugestão, que os resultados também eram frutos da sugestão. É interessante notar que nunca tinham dúvidas sobre os resultados, tendo acontecido a mesma coisa com o Dr. Abrams e a Dra. Drohn.

No ano de 1939 a Europa estava em guerra e Lakhovsky foi para os EUA onde tentou prosseguir com as experiências. Mas, os meios científicos o ignoraram completamente. As autoridades sanitárias proibiram o uso de seus aparelhos e, cansado, faleceu em 1943.

Ukaco

No fim da década de 20, um engenheiro, Curtis Upton, começou a se interessar pelas afirmações do Dr. Abrams e pensou que tudo isto podia se aplicar a plantas e animais. Uniu-se a um amigo engenheiro eletricista, Knuth, e desenvolveram um aparelho radiônico no qual se colocava uma pequena quantidade de pesticida e uma amostra da planta. Isto agia no lugar onde a planta estava semeada, mesmo a quilômetros de distância (Fig. 9).

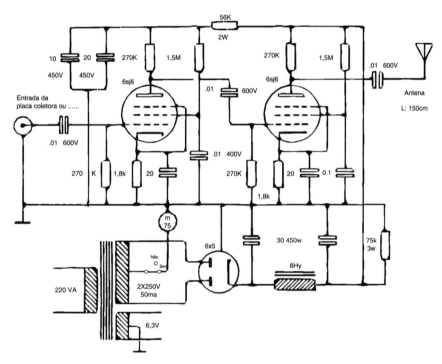

Figura 9 - Esquema do aparelho de Upton

Depois, fizeram pesquisas com fotografias aéreas do terreno. Usando estas como testemunho, junto com uma pequena quantidade de pesticida, fazia o mesmo efeito.

Este foi um dos mais importantes descobrimentos da Radiônica daquele tempo, embora a ciência não conseguisse explicá-lo de nenhuma forma e, por isso, não o aceitasse.

Em 1947, Upton juntou-se a mais um companheiro da Universidade, Armstrong, químico industrial e tentou comercializar o invento. Upton, Knuth e Armstrong formaram duas sociedades, uma de pesquisa, a "Homeotronic Foundation", e outra para trabalhar com a Radiônica na lavoura, "Ukaco",

A história se repete, mas desta vez, não foi a Medicina e sim a indústria de fertilizantes e inseticidas. No ano de 1951, a Ukaco começou a ser atacada e não conseguiu se manter.

Nos anos 40, contudo, já havia muitos cientistas descobrindo que toda matéria vivente, desde uma semente até o homem, tinha uma energia. Esta energia rodeava os corpos e era chamada de campo de vida, por H. S. Burr, médico e professor da Universidade de Yale.

Os trabalhos de Burr foram muito importantes e mostravam que o homem era parte inseparável do Universo.

Por outra parte, doutores da Universidade de Colúmbia, também falavam que toda matéria viva ou inerte emitia radiações, da mesma forma que uma emissora de rádio, podia ser sintonizada por um circuito. E, quando milhares de moléculas irradiavam um mesmo sinal, criavam um padrão genético que identificava este elemento.

Isto foi confirmado por um engenheiro elétrico, Tomas Hierônimus, que também se interessou por todos estes novos trabalhos de Abrams e da firma Ukaco.

Tomas Hierônimus

Foi Hierônimus que, lembrando os trabalhos de Abrams e Reichenbach sobre a existência de energias que podiam ser transmitidas através de fios, fez a experiência das plantas no sótão completamente escuro, como falávamos em páginas anteriores.

Isto realmente parecia impossível para as teorias daquele tempo.

Hierônimus fez alguns aparelhos (Fig. 10) que se tornaram famosos. Um dos seus feitos foi a medição, com um desses aparelhos, dos níveis de vitalidade dos tripulantes, astronautas, das missões de Apolo 8 e 11 à Lua, através das suas fotografias. E é interessante, quando os astronautas não tinham como se comunicar com os aparelhos sofisticados da NASA, porque estavam do outro lado da Lua, ele continuava a se comunicar. E o que ele captou, bateu perfeitamente com os dados recolhidos pela NASA.

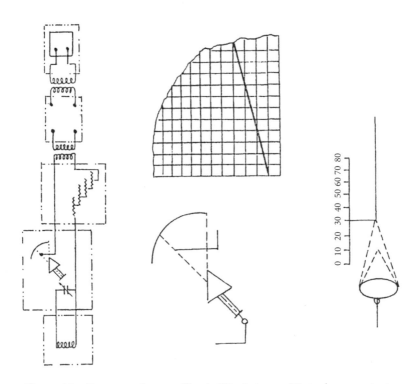

Figura 10 - Esquenta do aparelho de Hierônimus. Cópia de sua patente.

No outro lado do Atlântico George De La Warr

Deixando, agora, um pouco de lado os EUA, passemos para a Inglaterra onde o trabalho de Abrams e da Dra. Ruth foi recolhido pelo Dr. Ruy Yon Richard e, posteriormente, pelo que seria o mais importante pesquisador e defensor da Radiônica na Inglaterra, o engenheiro civil, George De La Warr.

O seu trabalho radiônico começou por volta do ano de 1942. Começou copiando o aparelho da Dra. Ruth, com a sua permissão e, aos poucos, começou a aperfeiçoar este e outros aparelhos radiônicos.

Embora seus aparelhos ainda tivessem o detetor de borracha, para sintonizar-se com o aparelho, ele começou a usar o pêndulo, a radiestesia, para este fim.

De La Warr dedicou praticamente toda a sua vida ao estudo da Radiônica, fazendo muitas descobertas, inventando muitos aparelhos novos (Fig. 11), e fundando um laboratório que existe até hoje: o Laboratório de Pesquisas De La Warr, em Oxford.

De La Warr, como muitos de sua época, foi levado aos tribunais no ano de 1960, porém, diferente dos EUA, a Inglaterra o absolveu. A corte decidiu que os instrumentos radiônicos eram realmente eficazes.

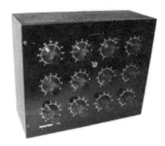

Figura 11

A Radiônica na atualidade

Maicolm Rae

Nasceu em 1913 e profissionalmente começou seu trabalho de pesquisas radiônicas no ano de 1960.

Desenvolveu vários instrumentos (Fig. 12), entre os quais estão o simulador de potência e o preparador de potência. O simulador de potência utiliza cartas padronizadas, que simulam o padrão de energia de um medicamento, para emitir a energia do medicamento através de um aparelho radiônico. E o preparador de potência faz a mesma coisa, só que em vez de cartas, utiliza as substâncias como testemunho.

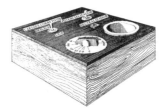 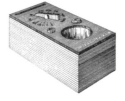

Figura 12 - Preparador de potência

Malcolm Rae foi um pesquisador meticuloso e com uma capacidade de trabalho fantástica. Usava o pêndulo como instrumento de diagnóstico. Para obter a resposta correta era fundamental uma pergunta clara e precisa. Para isso, ele escrevia todas as suas perguntas, e quando não obtinha uma resposta satisfatória, modificava a pergunta até conseguir o que queria,

Na parte prática analisaremos algum dos seus aparelhos.

David Tansley

Por último, vamos falar um pouco de David Tansley, um dos maiores pesquisadores de Radiônica dos últimos tempos. Começou pelos anos 70 a se dedicar à Radiônica. Um pouco antes tinha se interessado pela radiestesia médica e se entusiasmou pelo tema.

Para trabalhar com ela se juntou à "Radionic Association", dedicando-se ao estudo da Radiônica.

Ele era um quiroprático e isto o ajudou a trabalhar nos primeiros anos com a Radiônica. Mas logo percebeu que se a Radiônica trabalhava com energias diferentes, a terminologia que se usava para trabalhar com ela não era a mais adequada.

Radionicistas usavam modelos médicos de anatomia e patologia, e ele pensou que se a Radiônica trabalhava com energias diferentes, seria interessante encontrar outro modelo

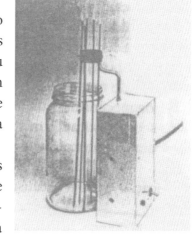

Figura 13 - Aparelho violet

energético para trabalhar com ela. Assim, começou a introduzir um diagnóstico diferente, que utilizava a anatomia sutil oriental, chacras, corpos sutis, como fatores fundamentais para serem tratados. Então fez seu primeiro livro, "Radiônica e a Anatomia Sutil do Homem", publicado em 1972.

David desenvolveu novos aparelhos. Perguntou-se sobre a validade dos instrumentos em Radiônica e, com certeza, podemos considerá-lo um importante pesquisador nesses últimos tempos. Para quem se interessar realmente por seu trabalho, que recomendamos vivamente, sugerimos alguns livros citados na bibliografia.

Continuando esta breve história, a França merece um destaque pelo trabalho que radionicistas franceses têm feito no campo da Energia das Formas. Eles têm trabalhado mais com aparelhos de Forma e suas melhores pesquisas têm sido neste sentido, com grande sucesso.

Até agora vimos que os radionicistas trabalhavam mais com aparelhos com diais, fios e até peças eletrônicas. Mas vimos também como substituindo peças pelos desenhos das mesmas, os aparelhos funcionavam do mesmo jeito.

Este fato fez com que começássemos a pensar noutra maneira de montar aparelhos: as Formas.

J. Pagot, falando de eletromagnetismo e de aparelhos elétricos e eletrônicos, diz que muitas vezes aparelhos em madeira ou papel, não só têm efeitos semelhantes aos eletrônicos, porém são mais poderosos. E cita o caso do pesquisador Violet, que "carrega" um litro de água com um condensador em 80 minutos, e com um gerador de Energia de Forma em 1/100 de segundo, ou seja, quase 500.000 vezes mais rápido (Fig. 13).

Alguns dos pesquisadores que têm trabalhado com geradores de Energia de Forma são Belizal, Enel, Morel, Chaumery, de la Foye, J. Pagot... para citar alguns dos que mais têm se destacado.

Bob Brands

Atualmente, na França, há um radionicista, Bob Brands, que vem da área de telecomunicações. Tem um sistema que chama de Eterterapia pelo trabalho que faz com os campos sutis humanos. Mas a novidade está em que trabalha com um programa para computador, fazendo com ele não só o diagnóstico, por meio de um sensor muito sensível aos movimentos inconscientes dos dedos, usando-o em lugar do pêndulo, mas também escolhe o tratamento adequado para aquela pessoa, e este tratamento se processa no mesmo computador automaticamente.

Eu estive recentemente com ele e o vi trabalhar com este programa, e tive a oportunidade de trocar algumas ideias a respeito.

Este sistema é chamado "L'Etre Computerized Healing System".

Através deste processo, usando uma linguagem mais de acordo com nossa época, é possível fazer muitas coisas, como por exemplo, chover. Por que não?

Vou transcrever uma carta escrita por ele mesmo, dizendo o que fez no verão de 1992 na França:

> *"O artigo "Meteorologia: as loucuras do verão", no Figaro Magazine do dia 4 de julho de 1992, mostra claramente a impressionante atividade de numerosos cientistas para poder entender melhor os mecanismos da meteorologia. Inclusive com todos os seus sofisticados meios, não têm conseguido ter sucesso para tentar explicar as chuvas de julho deste ano.*
>
> *Para mim, a explicação é clara. A causa é a filosofia de base que está em jogo.*
>
> *Durante os últimos 100 anos, a filosofia materialista era a base necessária para o desenvolvimento da ciência. Com ela podia se estudar, com toda serenidade, cada fenômeno de uma forma objetiva. A descoberta das leis naturais foi assim possível. Aqueles fenômenos que não se podiam explicar consideravam-se azar, fraudes, sobrenaturais... O restante se encaixava perfeitamente no sistema escolhido.*
>
> *No estudo da meteorologia, a filosofia materialista faz os cientistas concentrar-se no "como", porém o "porquê" escapa completamente. A filosofia da nova era se adapta melhor à explicação destes fenômenos. Segundo esta filosofia, cada fenômeno no plano físico é a manifestação de outro no plano espiritual. No plano espiritual se encontram os "porquês". As ações populares, orações, procissões, a*

dança da chuva dos índios americanos, têm um sentido a partir deste ponto de vista. Mas os resultados vão depender da intensidade da fé dos participantes.

Na previsão da meteorologia não entra uma ação no plano espiritual. Mas é justamente o que eu fiz. Baseando-me na nova filosofia, desenvolvi um programa para meu computador, para fazer chover. No dia 18 de maio comecei a transmitir um tratamento para chover, comunicando-o no mesmo dia a meu vizinho que era muito céptico. Cinco dias depois, as chuvas começaram e têm vindo regularmente a partir de então.

O artigo da Pigaro Magazine as chama de loucuras de verão. Estou feliz e orgulhoso de estar em posição de poder fazer alguma coisa melhor por meu país adotivo do que toda a armada de cientistas. Certamente as chuvas não agradam a todos, e eu detesto sapatos molhados, mas viver num deserto em plena França me parece muito pior."

7/7/1992 Bob Brands

Instituto multidisciplinar Jovellanos

Na Espanha existem grupos que estão trabalhando com Radiônica com seriedade.

Eu posso falar de um destes grupos que conheço muito bem, pois faço parte de suas pesquisas e anseios. Estou me referindo ao grupo de pesquisadores do Instituto Multidisciplinar Jovellanos, onde um dos ramos de pesquisa é a Radiônica em sua visão mais ampla. O trabalho que estão desenvolvendo merece todo um livro. Deixarei isto para outra oportunidade. Contudo, quero deixar aqui alguns destes nomes como expoentes da nova radiônica emergente:

Dr. José Luís Arranz Gil, Dr. Francisco Javier Merino de la Fuente, Dr. Ramiro Merino de la Fuente, Javier Petralanda Alberdi, Mayalen Urruticoetxea Llorca, Fidel García Dominguez, José Manuel Cela Lopez... Desde já, minha admiração e carinho.

Poderíamos continuar falando de outros pesquisadores atuais que estão revolucionando o campo da Radiônica, mas, acredito que pelo momento é suficiente.

Pontos a serem lembrados

Desde o início da humanidade se conhece aquilo que hoje chamamos de energia e foi passando ao longo dos tempos com diferentes nomes. Mas a ciência oficial, estruturada, sempre a combateu, tentando ridicularizá-la.

Paracelso pensava que todas as doenças tinham origem na natureza invisível do homem.

Mesmer, homem de ciência chegou à conclusão de que o homem tinha uma energia que saía das mãos e que ela curava. Naquele tempo se pensava que o que curava era o ímã. A esta energia chamou de "Magnetismo Animal".

Reichenbach descobriu uma forma de energia que emanava dos seres vivos e também da matéria inanimada. Esta energia tinha uma existência própria e era independente do magnetismo. Chamou-a de Ódica e seria a Força da Natureza. E esta força poderia ser conduzida por fios.

No fim do século passado, esses estudiosos começaram a criar aparelhos para demonstrar, de alguma forma, estas energias que estavam sendo descobertas.

O que se queria mostrar era que havia algo que ultrapassava o campo físico.

Kilner mostrou que o ser humano tem uma aura que muda de cor segundo seu estado de saúde ou ânimo.

Com o Dr. Albert Abrams entramos propriamente na Radiônica. Ele é considerado o "pai" da Radiônica. Profundo conhecedor da Ciência Médica da época, revolucionou tudo o que se conhecia.

Algumas das conclusões: todas as coisas emitem radiações e o corpo humano é um receptor.

Cada órgão funciona como um sistema que emite uma frequência específica. Quando adoece esta frequência se altera.

Esta alteração pode ser sentida por meio de uma pessoa saudável, através de um fio ou à distância.

Os medicamentos curam pela sua própria radiação e não pelas propriedades químicas.

Fez um aparelho, o Osciloclast, que emitia a frequência necessária para curar o órgão doente.

A Dra. Ruth Drohn incorporou várias coisas importantes no sistema:

- Introduziu o detetor no aparelho Radiônico.

- Tratou pessoas à distância, através de uma gota de sangue como testemunho.

- Construiu uma câmara Radiônica que fotografava órgãos internos a partir também de uma gota de sangue. A Mente já começava a ter um papel importante no aparelho Radiônico.

Outro grande pesquisador: George Lakhovsky. Baseou seu trabalho no fenômeno da ressonância. Pensava que todo ser vivo era um sistema eletromagnético, que estava em equilíbrio no campo da radiação Cósmica.

Cada célula ressoava com as radiações do Universo.

Comportava-se como um circuito oscilante. E a doença seria um desequilíbrio oscilatório celular motivado por diferentes causas. A cura seria, restabelecer o equilíbrio oscilatório celular.

Alguns engenheiros começaram a utilizar a Radiônica para a lavoura com um grande sucesso, formando a empresa Ukaco.

Outros nomes mais próximos, Hierônimus, De La Warr, Malcoln Rae, David Tansley... Deles você tem uma literatura maior e a ela me remeto.

CAPÍTULO 4

E Agora...

"O Universo começa a se parecer mais com um grande pensamento do que com uma grande máquina"

J.Jeans

Caminhos de explicação

Com as considerações feitas, até agora, sobre mudanças de paradigmas, como ponto de partida para poder entender novas realidades, sobre a nova ciência física, com as teorias a que vai chegando e sobre a história mais próxima da chamada atualmente Radiônica, já lemos suficientes dados para tentar entender e, se possível, dar mais um passo neste fascinante tema.

Para começar de alguma forma, vou definir a Radiônica como: interação Mente-Matéria para modificar qualquer coisa.

Vamos retomar algumas das conclusões a que têm chegado os cientistas físicos.

A Mente desempenha um papel fundamental no processo de observação na física atômica.

Isto já seria dizer muito, porque acaba com a ideia de objetivo e subjetivo. Quando adentramos o mundo subanatômico, no mundo irradiante, não existe objetivo e subjetivo, mas omnijetivo.

Porém, Capra diz mais no seu livro "O Ponto de Mutação":

"A característica fundamental da Teoria Quântica é que o observador é imprescindível, não só para que as propriedades de um

fenômeno atômico sejam observadas, mas também para ocasionar estas propriedades... O elétron não possui propriedades objetivas independentes da minha Mente."

"Os modelos que os cientistas objetivam na natureza estão intimamente relacionados aos modelos de sua Mente, com seus conceitos, pensamentos e valores. Assim, os resultados científicos que eles obtêm e as aplicações tecnológicas que investigam serão condicionadas por sua estrutura mental."

Uma das maiores transformações da nova Física é que admite que a consciência está interconectada ao Universo físico e que tem um papel fundamental nele.

Não há observador, mas participante.

E Wheeler diz mais ainda:

"Não há um só mundo físico. Somos participantes de um espectro no qual existem todas as realidades possíveis."

E aqui poderíamos nos perguntar: O que é a realidade? A resposta seria, o que vemos através de nossa percepção, crença, contexto... o que vemos através da nossa... "realidade".

Consciência e matéria são um *continuum*. Qual é a estrutura da matéria para que possa ser afetada pela consciência? Eu tenho visto, muitas vezes a matéria ser afetada substancialmente pela consciência, mas há um fato bem comprovado já por muitas pessoas que ninguém duvida: o caminhar sobre o fogo. Como a consciência neutraliza o efeito do fogo? O que é fogo? De que está composta a matéria?

Os blocos de construção da matéria não têm propriedades físicas, parecem "entidades abstratas" que esperam da consciência uma direção.

Mais uma característica fundamental da Teoria Quântica: a íntima interconexão que existe entre sistemas diferentes que não estão em contato espacial.

O mundo é criado pela Mente. Não por uma Mente individual, mas pela Mente coletiva.

Estas ideias não são minhas, são de cientistas, físicos famosos. Eu simplesmente vou tirar algumas conclusões delas e, a partir daí, dar minha teoria sobre a Radiônica.

Antes de fazer isto, vou dizer o que penso sobre os avanços atuais da Física. Acredito que isto possa ser interessante para entender muitas coisas.

A Física está chegando ao âmago da matéria e está descobrindo nela a parte que tem de vida, inteligência, Mente e consciência. E é exatamente por isto que estamos fabricando aparelhos que parecem ter vida e inteligência (ou será que têm realmente?), e cada vez nos utilizando menos da chamada matéria.

Vou lhes contar um fato curioso que me aconteceu outro dia.

Estava escrevendo o segundo capítulo deste livro e não sei o que aconteceu, mas o ícone para colocar as palavras em negrito não eslava na tela, assim não podia colocar as palavras em negrito e estava perdido; na verdade, estou ainda aprendendo.

Queria escrever uma frase em negrito e pensei: preciso do negrito. E escrevi a frase sem olhar para a tela. Quando levantei os olhos para ver o escrito, nem acreditei, estava em negrito. E sabem que frase foi?

O primeiro susto. Depois, sem ter tocado em nenhum comando, continuou a escrita normal. Acredite se quiser. Quem sabe alguém tenha uma explicação natural para me dar.

O que está acontecendo?

Existem diferenças, como é natural, entre alguns cientistas.

Capra, por uma parte, mostrando a semelhança das descobertas da Física atual com a mística ou filosofia perene.

Por outra, Kem Willber. O livro "O Paradigma Holográfico", editado por ele mesmo, é composto de uma série de conversas e entrevistas com D. Bohm, K. Pribrarn, M. Ferguson, F. Capra, R. Weber e o próprio Wilber, onde cada um expõe seu ponto de vista a respeito do paradigma holográfico.

Willber diz que não é a favor da união entre Física e Mística. E explica por quê.

Diz ele: "Pergunte a qualquer físico se as conexões entre uma árvore macroscópica e um rio são, por exemplo, tão intensas e unitárias como as existentes entre partículas subatômicas. Dirá que não. O místico dirá que sim".

O físico fala do mundo macro como separado e do mundo micro como modelo unificado. Em nível prático, macro, podem ignorar-se todas as inter-relações quânticas.

O físico Walker diz: "No mundo normal de automóveis e basquete, os "quanta" são inconsequentes". E Willber afirma que é na esfera de pedras e árvores onde o místico vê sua interpenetração mútua com toda a matéria. E, segundo ele, esta é uma questão crucial. Parece que os físicos e místicos não falam do mesmo mundo. E cita uma frase de Jeremy Bernstein, professor de Física, um dos que mais atacam, inclusive com exagerado ímpeto, esta união: "se eu fosse um místico oriental, a última coisa do mundo que desejaria, seria a reconciliação com a ciência moderna".

Os argumentos que ele coloca são que a ciência modifica-se constantemente e o que hoje é a última prova científica, amanhã é uma falácia. Desta forma, não seria nada bom unir hoje Física e Mística, para ter que desuni-las amanhã.

A Física é temporal, a Mística atemporal.

Talvez este argumento não seja tão forte, como pode parecer à primeira vista, porque, na verdade, a ciência não destrói o anteriormente provado, porém vai completando, à medida que encontra novos campos na pesquisa.

Por exemplo, se pensamos que só existe o Brasil, o mapa do Brasil nos parecerá completo. Se, porém, começarmos a descobrir outros territórios, vamos perceber que precisamos de outros mapas para entendê-los e caminhar por eles. O mapa do Brasil continua válido para o território do Brasil, porém já não é suficientemente completo para o que estamos descobrindo. Necessitamos mais.

As diferentes teorias científicas vão se incluindo e não se excluindo.

O que a Física está fazendo é aprofundar-se tanto na matéria, que está tocando o que na matéria há de vida, inteligência, mente... e isto já é o início da aproximação com a Mística que, sem necessidade destas pesquisas subatômicas, intui a interação em tudo, incluindo o mundo macro.

Eu diria que a Ciência Física, tentando aprofundar-se na matéria, ultrapassou-a.

Wilber faz um resumo da chamada *philosophia perennis* que apresenta ao ser e a consciência como uma hierarquia de níveis dimensionais que se movimentam desde as esferas mais baixas, densas e fragmentadas às mais altas, sutis e unitárias.

O primeiro nível é o físico, material, energia inerte. O segundo, o biológico, a matéria viva. O terceiro, o mental inferior, lógica, pensamento. O quarto, mental superior, sutil, intuitivo, arquetípico, transindividual. O quinto, o causal, a transcendência perfeita. E o sexto, a consciência como tal, a fonte e natureza de todos os demais níveis.

Cada nível tem sua forma de ser estudado, e o nível superior transcende e inclui completamente o inferior, mas não ao contrário. Assim, todos os níveis estão interconectados e interpenetrados, mas não de uma forma equivalente. Quer dizer que o superior transcende e inclui o inferior, mas não o contrário. O inferior está todo no superior, mas o superior não está todo no inferior. A evolução é ir de níveis inferiores para superiores.

Com estas ideias, que são, a meu ver acertadas, Willber chega à conclusão que, embora físicos e místicos, falem coisas semelhantes, por exemplo: "Todos se interpenetram e existem juntos". Os físicos estão trabalhando com o nível um do plano físico e descrevem as inter-relações entre os elementos deste nível. E os místicos, estando no sexto nível, descrevem a inter-relação de todos os níveis.

Os físicos descobriram a interpenetração unidimensional do plano material e os místicos falam de interpenetração multidimensional.

Gostaria, contudo, de fazer um comentário a respeito de tudo isto, que acredito ser importante.

É ponto pacífico que existe uma série de níveis onde o superior inclui todo o inferior, embora não o contrário. A consciência inclui a Mente superior, que inclui a Mente inferior, que inclui a vida, que inclui a matéria.

Isto quer dizer que na matéria, de alguma forma há vida, inteligência, consciência. E que a Física atual tem chegado a essa parte da matéria em que se vislumbram essas coisas.

Os físicos têm uma consciência mais ou menos desenvolvida, uma inteligência aguda e uma vida, e estão tentando descobrir a matéria, entrando em contato com a vida, inteligência e certa consciência que existe na matéria, já que ela está incluída totalmente no nível dois, que por sua vez está incluído no nível três e assim por diante.

Vamos colocar um exemplo bem simples para entendermos.

Vamos supor que a Terra seja o nível seis, com seus mares e continentes. Imaginemos que os cinco continentes sejam o nível cinco; o continente americano, nível quatro; América do Sul, nível três; Brasil, nível dois e São Paulo, nível um. Se analisarmos este exemplo, veremos que o nível superior inclui completamente o nível inferior, mas não vice-versa. E, se analisarmos o nível um, São Paulo, há uma parte do Brasil, da América do Sul, do Continente Americano, dos Continentes, da Terra.

De forma semelhante, aprofundando-nos no nível material, vemos vida, inteligência e consciência. E se, de alguma forma vemos que há um comportamento holográfico, podemos dizer que, pelo menos uma parte dos demais níveis, por ínfima que seja, comportar-se-á de forma holográfica.

Pribram, o responsável pela Teoria Holográfica do cérebro, nas suas últimas pesquisas está além deste paradigma holográfico que o mantém como uma parte do comportamento cerebral. Ele está chegando mais longe, à Teoria Quântica do cérebro como veremos com mais detalhes depois. A Teoria Holográfíca continua válida, mas já não é completa.

Outro comentário importante. Segundo Wilber, e isto também é da *philosophia perennis,* a Mente não pode intluenciar diretamente a matéria.

Está tentando divergir dos físicos que falam da íntima relação Mente-Matéria, como *continuum* dentro de continuum.

Realmente dá a impressão de que é o nível imediatamente superior que pode modificar, transformar, comunicar-se com o nível imediatamente inferior.

De fato, é assim que trabalhamos praticamente nos processos de mudanças.

Os Kaunas (Kauna significa: possuidor do segredo) tinham a psicologia mais simples, prática e efetiva que já conheci. Eles sabiam desses níveis, embora os chamassem de forma diferente. A matéria como nível um. O Eu inferior onde estão os instintos, emoções e energia vital, a vida, nível dois. O Eu médio, onde temos a razão, a lógica, a inteligência, nível três. O Eu superior, a Mente superior, a intuição, nível quatro. E depois viriam os outros dois níveis superiores. E eles diziam que o nível inferior só pode entender um pouco do nível imediatamente superior, e nada mais. E que só se podia modificar um nível, a partir do imediatamente superior.

Assim, quando queremos mudar a matéria de alguma forma, temos que fazê-lo com o Eu inferior, ou com o Subconsciente, como eu o chamo. Mas, se queremos melhorar a vida, temos que fazê-lo com a mente. Nunca a matéria pode fazer crescer a vida, a não ser através do que de inteligência tem a matéria.

Quando os físicos falam em Mente-Matéria como *continuum*, é assim que eles veem, porque no item Mente, incluem, sem perceberem, o nível inferior, que seria o nível da vida, do instinto, da emoção, da fé... que efetivamente é aquele com que se pode comunicar e transformar a matéria. A influência direta sobre a matéria não vem daquilo que chamamos consciente, pensamento, inteligência racional, Mente inferior, embora, assim possa parecer. O que pode transformar a matéria é a força da vida, é uma motivação com emoção, é a convicção que vem do nível dois, do Subconsciente.

E exatamente aqui está um dos segredos para que as coisas funcionem. Um dos pontos essenciais para uma mudança efetiva.

Os pesquisadores da física moderna fazem isto de uma forma inconsciente, e por isso não percebem essa interligação. Eles são especialistas no seu campo, não têm porque sê-lo em todos. A crença capaz de transformar não é somente mental, tem que estar no Subconsciente, nível dois, na emoção, no próprio instinto da vida, para que a energia vital modifique a matéria, nível um.

Quando a Física fala numa interconexão da consciência com o mundo físico, não exclui nenhum nível. Consciência, Mente, Vida, matéria numa interconexão, de *continuum* dentro de *continuum*.

O mundo é criado pela Mente. A Mente individual se encontra num nível de consenso. Todos de uma forma geral, participam de um mundo onde todos estão de acordo com ele. Foram ensinados assim, isto é, uma flor..., uma cadeira ... isto é sólido... isto é real... isto que está vendo não existe. Desta forma, a coletividade nos ensina o que é "tonal", qual é o mundo em que todos vamos participar. É por isso que há tanta necessidade de estar de acordo.

Os pesquisadores de Harvard não entendiam por que jovens tão inteligentes tinham uma percepção tão distorcida. O motivo: a necessidade inconsciente de consenso. Escapar do consenso é estar fora deste mundo. E se alguém escapa, os demais vão tentar de qualquer forma fazê-lo entender que não é essa a "realidade". E se continua com suas ideias, isolam-no ou atacam-no, porque de alguma forma, está mexendo com as estruturas do mundo que fizemos. Por isso, as novas ideias, novas realidades são tão atacadas no início. Porém, quando essas ideias vão sendo aceitas pela maioria, passam a fazer parte do "tonal", do nosso mundo, e começam a ser naturais. Atualmente, as novas ideias fazem mais rapidamente parte do nosso contexto. Estamos muito mais próximos de outras realidades.

Quando a Ciência Física entrou na matéria sólida, considerada objetiva e portanto separada - que estava ali - e podia ser observada da mesma forma independentemente de quem a observasse e constatou que estava interligada com a consciência, e portanto, o que estava "ali", dependia dela, nosso mundo não foi mais o mesmo.

Uma das características de hoje é que, quem entra nesses "outros" mundos, pensa que são esses "outros" mundos os únicos reais e que todos têm que ir a eles. Há pessoas que estão fazendo isso já. A meu modo de ver estão incorrendo num grande erro. Querendo sair do erro dos que pensam que só existe este mundo, chamado físico, entram em outro semelhante tentando obrigar de várias formas a todos a verem seus mundos, dizendo que são os únicos verdadeiros.

Os paradigmas da Física moderna têm transformado não só o mundo físico, mas também a vida, o pensamento e a Mente humana completamente.

Estes conceitos entraram no dia a dia das pessoas trazendo uma grande transformação. A medida que fomos tirando os limites do mundo físico e entrando no nível subatômico onde tudo é possível, onde existem em potencial todas as realidades capazes de serem imaginadas, a Mente começou a sair do mundo limitado em que se encontrava. E, como resultado, estamos assistindo a uma explosão de novas ideias a cada momento, num ritmo nunca conhecido anteriormente, dando como resultado prático, uma tecnologia que parece mágica.

Tudo o que a Mente consegue imaginar e acredita que é possível, está se materializando.

Pense um pouco na tecnologia de ponta (Fig. 14), reflita um pouco sobre ela e vai perceber como é fantástica e não pode ser entendida em padrões físicos, sólidos e objetivos. Parte desta tecnologia já está em nossos lares como realidade aceita sem problemas. Entrou em nosso "tonal" naturalmente. Em outra época não teria sido possível. Hoje entramos em mundos diferentes com tranquilidade.

Uma das empresas mais seriamente comprometidas com a realidade virtual, a Fujitsu, tem como lema o seguinte: "O que a humanidade pode sonhar, a tecnologia pode conseguir". E esta não é uma frase bonita somente; é o que a tecnologia está fazendo, a raiz dos novos paradigmas da Física. Até as empresas, sua administração e seus negócios foram atingidos por esses paradigmas.

Acaba de sair um livro muito interessante de um físico empresário que trata exatamente deste último tema. O titulo do livro é: "Em busca da empresa quântica", O autor é Clemente Nóbrega. Tudo realmente está mudando.

O papel da Radiônica

Dentro de todo este contexto, a Radiônica é um dos sistemas que se encaixa perfeitamente no presente e no futuro da ciência e sua realização prática.

Assim como muitas coisas estão ficando obsoletas rapidamente, incluindo sistemas terapêuticos tradicionais, a Radiônica está cada vez mais na vanguarda do processo de transformação.

Vamos juntando peças

Acredito que temos dados suficientes para montar o quadro da Radiônica como eu a entendo depois de tê-la praticado durante mais de vinte e cinco anos.

Vou expor o resultado de todos estes anos de pesquisa, teórica e prática, e as conclusões a que tenho chegado. É minha forma de ver, explicar e praticar a Radiônica.

Radiônica, arte e ciência

Qualquer profissional que se destaque da média, está usando na sua profissão ciência e arte.

A ciência é o conhecimento, a técnica, o hemisfério esquerdo. A arte é a intuição, a criatividade, esse algo a mais que faz a diferença é o hemisfério direito.

A Radiônica, como qualquer outro trabalho precisa dos hemisférios esquerdo e direito, da arte e ciência na sua prática.

Porém, eu diria mais. Assim como outros profissionais podem conseguir fazer alguma coisa só com o conhecimento, a técnica, na Radiônica, a arte é fundamental.

O hemisfério direito, com tudo o que ele implica de intuição, imaginação, criatividade, crença do subconsciente, emoção... é o ponto básico da Radiônica. A técnica vai ser o complemento, mas sem o primeiro, a técnica não funciona.

Alguns pontos importantes foram acrescentando ao sistema os que trabalharam com a Radiônica desde o Dr. Abrams.

A primeira descoberta: O organismo é influenciado por energias, magnéticas ou elétricas, vindas de fora.

Pode-se diagnosticar uma doença pela mudança da frequência normal desse órgão.

Se uma pessoa sadia se coloca em contato com outra doente, ou ambas ligadas por um fio, esta pode ser diagnosticada através da pessoa sadia por meio de um tipo de ressonância.

O que cura nos medicamentos é a frequência que ele emite, não a química. Portanto, pode ser curada uma doença emitindo-se diretamente a frequência que vai equilibrar o desequilíbrio vibratório que é o que chamamos de doença. Não é necessário o remédio químico. Basta a vibração.

Uma pessoa pode ser diagnosticada através de uma ligação telefônica. Mais ainda, pode-se diagnosticar através de uma gota de sangue.

Por meio de uma fotografia junto com um reagente, podem-se combater pragas, inclusive a milhares de quilômetros de distância, colocando a fotografia e o reagente num aparelho radiônico.

Um aparelho radiônico não precisa estar ligado à corrente elétrica. Nem precisa ter um circuito eletrônico.

Mais ainda, o esquema de um aparelho radiônico serve do mesmo jeito. Basta que tenha um padrão de funcionamento... porque quem faz funcionar o aparelho é a Mente do operador.

A Mente do operador é o circuito fundamental. O aparelho radiônico é o componente exterior do que acontece interiormente. Neste momento, estou escrevendo meus pensamentos, e você está interpretando-os através destas linhas. As ideias estão dentro de mim e eu as estou expressando externamente por meio da escrita, mas eu sou o responsável por elas.

O aparelho radiônico é uma convenção mental, é uma codificação para me entender com a energia primordial.

A Radiônica está dentro da Teoria Quântica enquanto ciência de interação Mente-Matéria e de interconexão com tudo o que existe no Universo.

Por que tem sido deixada de lado e atacada tantas vezes? Acredito que porque não tinha uma explicação no consenso do mundo que montamos. Não estava no "tonal", mas no "nagual", nesses outros mundos que nos falaram que não existiam.

Quem sabe tenha chegado o momento de sua aceitação como "tonal".

O que a Radiônica tem sido capaz de fazer? Tudo o que até agora tem-se proposto, que tem sido fundamental no campo da saúde e na destruição de pragas na lavoura.

E com que aparelhos? Com aparelhos que tinham componentes de rádio, condensadores, resistores, potenciômetros... mas, à medida que o tempo passa, têm-se usado aparelhos mais e mais simples, deixando de lado peças eletrônicas convencionais.

Mesmo os aparelhos feitos para serem usados com corrente elétrica, descobriu-se ocasionalmente que funcionavam do mesmo jeito sem serem ligados à corrente. Um dia, Upton estava usando seu aparelho para matar pragas numas plantações da Pennsylvânia, quando percebeu que o aparelho estava desligado, porém, funcionava.

Noutra ocasião, aconteceu outro fato interessante. Operando de novo, se queimou um dos componentes eletrônicos, e como não queria parar, desenhou num papel o dito componente encaixando-o no circuito, e... funcionou de novo.

Estes fatos ocasionais levaram outros pesquisadores a simplificar mais ainda as máquinas radiônicas. Henri Groes, ex-general do exército dos Estados Unidos, foi tirando uma a uma todas as peças até deixar somente o esquema, obtendo um resultado positivo.

Sobre o trabalho realizado nas colheitas com a Radiônica há estudos muito detalhados feitos para Aukaco pela própria associação da Cooperativa dos granjeiros da Pennsylvânia. Os benefícios que obtiveram foram enormes, e o lucro também foi considerável. Porém, exatamente isto foi o que fez com que a Radiônica não fosse para frente. Ironia do destino!!!

Quando as grandes companhias de fertilizantes e pesticidas perceberam, na prática, que a Radiônica funcionava, porque suas vendas tinham caído de forma alarmante, começaram uma campanha de difamação, tentando a todo o custo impedir este trabalho até que conseguiram.

Aconteceu da mesma forma como acontecia quando a Radiônica era usada para cura. Neste caso, era a Medicina tradicional que tentava de todas as formas colocar em ridículo o pesquisador, que por via de regra se destacava como profissional competente. E não conseguindo, tentavam isolá-lo até o cansaço final.

Pontos a serem lembrados

Para entender a Radiônica, vamos retomar algumas das conclusões da Ciência Física atual.

A Mente tem um papel fundamental no processo de observação.

Mais ainda, o observador é imprescindível não somente para observar as propriedades, mas para ocasioná-las, porque estamos num Universo omnijetivo.

A consciência tem um papel fundamental no mundo físico.

O que se busca está intimamente relacionado aos modelos mentais de quem busca. Os resultados estão condicionados pela estrutura da Mente.

O mundo é criado pela Mente

Qual é a estrutura da matéria para que possa ser afetada pela consciência?

Os blocos de construção da matéria não têm propriedades físicas; parecem mais "entidades abstratas" que esperam da consciência uma direção.

Mais uma ideia importante: existe uma íntima conexão entre sistemas diferentes que não estão em contato espacial.

Tudo isto são algumas das conclusões da Ciência Física atual, portanto, conclusões de cientistas.

A Ciência Física está chegando ao âmago da matéria. Está tocando o que na matéria há de vida, inteligência, consciência.

A filosofia perene fala de diferentes níveis: Consciência, Mente superior, Mente inferior, Vida, Matéria, onde o nível superior contém completamente o nível inferior, mas não o contrário.

Isto quer dizer que na matéria, de alguma forma, há vida, inteligência, mente, consciência. E a Física tem chegado a esta parte da matéria em que se vislumbram estas coisas.

Um nível pode influenciar diretamente só o nível imediatamente inferior. Então, quando falamos que a Mente influencia a matéria, estamos omitindo algo muito importante, mas está implícito. É um dos segredos que fazem as coisas funcionarem. Mente-Vida-Matéria.

A Vida é o Subconsciente, que é instinto, emoção, fé, energia vital.

A crença capaz de transformar vem da Mente e da Vida, do subconsciente. Este é o segredo do poder, e da Radiônica. Tudo o que a Mente consegue imaginar e acredita (Mente-Vida) que é possível, se materializa. Pense na nova tecnologia, é "mágica",

A Fujitsu, uma empresa seriamente comprometida com a Realidade Virtual, tem como lema o seguinte: "O que a humanidade pode sonhar, a tecnologia pode conseguir", Dentro deste contexto, a Radiônica é um dos sistemas que se encaixa perfeitamente no presente e no futuro da ciência e sua realização prática.

O aparelho radiônico é uma convenção mental feito com um padrão de funcionamento, símbolos e números, para entrar em contato com a "energia primordial".

A Radiônica está dentro da Teoria Quântica enquanto ciência de interação Mente-Matéria e de interconexão com tudo o que existe no Universo.

Terceira Parte

A CIÊNCIA DO CÉREBRO E A ESSÊNCIA DO PROCESSO CRIATIVO

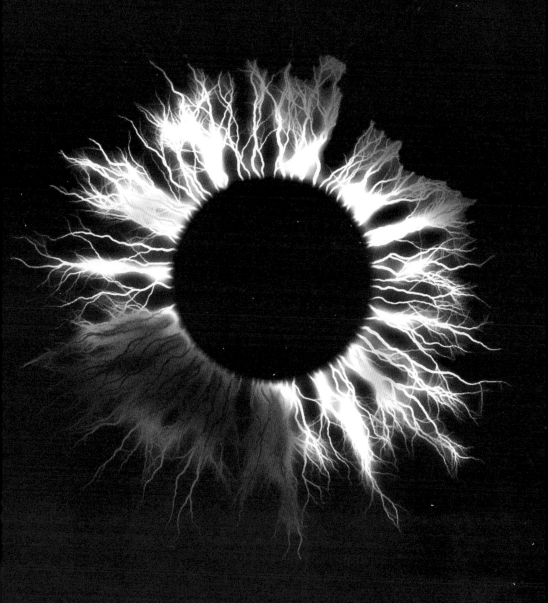

CAPÍTULO 5

Neurociência

As descobertas mais recentes do cérebro e a essência do processo criativo

O componente fundamental da Radiônica é a Mente, porém, não qualquer mente. E por definição também usa um instrumento material, chamado normalmente "aparelho radiônico".

Na verdade, o "aparelho radiônico" é o conjunto Mente-aparelho, porque sem uma Mente treinada o aparelho não funciona e, sem o aparelho, o trabalho mental tem outro nome.

Vamos ver que a Mente é capaz de ativar um aparelho radiônico.

Qual é a Mente capaz de atuar sobre a matéria? E sobre a vida?

Que Mente pode fazer com que a Radiônica funcione? Como é possível que um aparelho tão simples e com tão pouca energia possa modificar uma pessoa que esteja, por exemplo, em outra parte do mundo?

A resposta a todas estas perguntas é:

Uma Mente coerente, que se concentra no que quer e acredita que pode consegui-lo, é a que faz funcionar a Radiônica. E junta-se a isto o fato dessa Mente saber se comunicar, através de sinais ou códigos, com a energia primordial, por meio de instrumentos simples, como veremos mais tarde. Isto é a Radiônica,

Quando falo em uma Mente capaz, não quero dizer que as outras Mentes não interfiram na vida, na matéria, no Universo. Toda Mente está constantemente interferindo no Universo consciente ou inconscientemente.

Quando uma Mente tem uma direção, sabe o que quer, é coerente, está convicta de que pode e coloca os meios para ... a mudança que processa no mundo é consciente. Esta é a Mente da Radiônica, de um pesquisador, de todo aquele que tem sucesso em todos os termos.

Quando uma Mente é confusa, não tem coerência, nem direção, tem medos, acredita que não pode, pensa que estas coisas não têm nada a ver. .. também está mudando o mundo. Sua mudança é inconsciente e entrópica. Está criando desordem num processo acelerado.

Pensa que não faz nada, mas nenhuma Mente é capaz de se isolar. Nada no Universo é isolado. Tudo está interconectado. Consciência, Mente, vida, matéria, são *continuum* dentro de *continuum* em constante interconexão.

Uma Mente insegura, com medo, é uma Mente que acredita que não pode, e aqui está a força dela, na crença. Só que acredita exatamente na entropia, na doença, na violência, na pobreza, na limitação... em tudo aquilo que leva à desordem, destruição, involução. Ela não quer este resultado, porém, acredita nele e inconscientemente, o realiza.

As pessoas dizem que querer é poder. E então se perguntam por que não conseguem aquilo que querem.

A verdade é que só querer não é necessariamente poder. Uma pessoa consegue aquilo em que se focaliza. Se quer riqueza, mas se focaliza na pobreza, vai ter mais pobreza. Se deseja paz, mas tem medo de guerra, nunca vai ter paz. O medo cria uma focalização no objeto do medo e acreditamos nele. E é isto que vamos ter: guerra.

Queremos uma coisa e temos outra porque inconscientemente colocamos nossa Mente na direção do que não queremos, acreditando que infelizmente vamos obter aquilo.

A Mente sempre está interagindo e tem sempre a mesma forma de agir. Acredita, se concentra e modifica.

O controle da Mente é exatamente aprender a direcionar e acreditar naquilo que realmente queremos e não o contrário.

Com certeza, é o trabalho mais importante a realizar no terceiro milênio.

Uma viagem ao nosso interior

Nosso século merece respeito. Se fizermos uma retrospectiva destes cem anos que estão acabando, podemos nos considerar satisfeitos.

Claro, muitos podem dizer que estou exagerando, que o mundo está perdido, quanta doença, violência...

É verdade. Não sou cego, nem tampouco pessimista.

– Não! Realista. Alguém poderia retrucar.

Lembra-se do que falamos da "realidade"? O que é "realmente" a "realidade"?

Mesmo em meio a todas estas dificuldades, eu me sinto contente por estar participando deste século que está sendo capaz de realizar coisas fantásticas.

Vejam a transformação da ciência, com tudo que tem trazido de autoconhecimento, descobertas interiores, desenvolvimento mental, abertura a outros mundos, tecnologias surpreendentes, uma explosão de conhecimento, a união planetária, a interconexão ao nível macro através de meios de transporte físicos e através da Internet... unindo pessoas de todas as partes.

Temos a tentação de pensar que todo tempo passado foi melhor. Mas não é bem assim.

Minha intenção não é fazer uma análise moral e de costumes, mas sim, analisar mais um avanço fantástico no campo humano, como é a ciência do cérebro.

O que aprendemos nesta última década sobre o cérebro ultrapassa todo o conhecimento anterior.

Já sabemos que o cérebro não é somente uma máquina. O cérebro tem vida e, através dele se expressa a Mente. E a Mente necessita do cérebro para se materializar.

O que vou explicar aqui e as conclusões a que vou chegar são importantes demais para a vida e, de uma forma especial, para o tema que nos ocupa.

É o cérebro que materializa a Mente e permite o salto quântico.

MENTE MATÉRIA

CÉREBRO

VIDA

A ligação Mente-Matéria se processa através do cérebro. É assim que podemos atingir a matéria através da Mente.

O cérebro, com seus neurotransmissores, emoções, vida, é a ponte necessária para chegar à matéria e modificá-la.

Mas vamos por partes. Vou mostrar os passos que a ciência tem dado no estudo do cérebro e, assim, entender melhor porque cheguei a esta conclusão.

Caem antigos dogmas

Uma das ideias admitidas como dogma até hoje, sobre tudo pelos que não estão ligados ao campo da pesquisa avançada e ficam só nos livros, era que as células nervosas não se regeneravam. Mesmo jovens ainda, os neurônios começariam a se deteriorar e morrer sem a possibilidade de uma regeneração como fazem outras células. Assim, na senilidade teríamos um cérebro sumamente empobrecido, trazendo como consequência o que vemos em muitas pessoas de idade.

Será que isto é um desfecho normal do sistema cerebral?

Hoje se acredita que não. Pesquisas realizadas na Universidade de Berkeley, na Califórnia, por vários pesquisadores, entre eles o psicólogo Mark Rosenzweig e a neuroanatomista Marian Diamond, deram como resultado que:

– Quando o cérebro é estimulado, através de um "entorno enriquecido", cresce e, de uma forma especial, o córtex cerebral, área do aprendizado, pensamento, raciocínio. O córtex fica mais grosso, os neurônios aumentam de tamanho, e também há um aumento de proteínas no cérebro, o que quer dizer que o aumento está no tecido e não no conteúdo do fluído cerebral.

Além disto, aumentam as conexões entre os neurônios e o que é muito importante, também aumenta o número de células gliais.

Que são estas células gliais? Esta é uma boa pergunta. As pesquisas sobre as células gliais levam a crer que têm como função aglutinar os neurônios entre si, nutri-los e repará-los se for necessário. Embora estas células não estejam tão estudadas como os neurônios, acredita-se que as células gliais segregam princípios ativos de natureza desconhecida.

Há um fato muito importante, em relação à diferença entre o cérebro de um animal e o de um ser humano. É a relação glia-neurônio. Enquanto nos animais a relação glianeurônio é de uma glia por cada dois neurônios, no ser humano é de dez glias por neurônio.

Isto faz supor que as células gliais tenham um papel no nível da inteligência. Quanto mais glias, mais inteligência.

Mais ainda, os neurocientistas estão trabalhando com a hipótese de que as células gliais seriam mais "planiflcadoras da atividade neuronal", e os neurônios simplesmente executariam suas ordens.

– O neurofisiologista Dr. Gary Lyuch diz:

"Antes de existir axônios, antes de crescer um só sequer, as células gliais se movimentam febrilmente na sua atividade.

As células gliais se dividem e se movimentam por meio do tecido intacto do cérebro. Migram através de grandes setores deste, até encontrar os lugares ativos. E as que já se encontram lá começam a ter reações incríveis. Mandam longas ramificações que chegam a adquirir grandes dimensões. Tudo isso ocorre antes de haver qualquer crescimento de axônios. Nenhuma destas descobertas, no entanto, constam nos livros."

Parece também que as células gliais ou neurogliais são sensíveis a fracas cargas elétricas, tanto do sistema nervoso como dos campos energéticos exteriores.

Um fato curioso. O exame de uma amostra do cérebro de Einstein, feito pela Dra. Diamond, apresentou um maior número de glias que os cérebros de pessoas "normais".

Em relação à sensibilidade das células gliais a cargas elétricas fracas de campos energéticos exteriores, não quero deixar de citar um trecho de um dos mais interessantes livros de George Lakhovsky, "O segredo da vida".

De onde provém a energia da radiação celular?

Vou responder esta pergunta agora. Este será o último ponto com o que concluirei a exposição de minha teoria.

Dadas as dimensões microscópicas das células e seus filamentos, dimensões correspondentes a frações de mícrons, pode se deduzir que a oscilação de um circuito semelhante somente requer uma pequeníssima energia. É quase impossível ter uma ideia da extraordinária pequenez desta energia. Porém, a debilidade da potência que intervém nestas oscilações nada pode nos dizer dos resultados obtidos por estas ondas infinitamente curtas, graças à considerável indução que tem lugar a estas frequências elevadíssimas...

Presisamos de um grande esforço para compreender a debilidade da energia necessária para fazer oscilar os circuitos de nossas células, só visíveis com microscópios que tenham um aumento de 300 a 500 diâmetros.

Por isto, nem sequer tentaremos avaliar esta energia: é infinitesimal para cada célula, para cada circuito. Mas sabemos que a longitude de onda das energias Cósmicas é extremamente pequena, e que basta a energia atmosférica radiante para fazer oscilar as células.

Resumindo:

Há uma real possibilidade de poder aumentar o tamanho do córtex, dos neurônios, de suas conexões e do número de glias. E a forma de fazer isto é submetendo o cérebro a uma adequada estimulação.

Vamos dar um passo para a frente.

Os neurônios também podem se regenerar. A diminuição das células nervosas com a idade já não está tão clara.

Estudos recentes mostram que os neurônios podem se regenerar em condições adequadas, estimulando adequadamente o cérebro. "As células nervosas estão desenhadas para receber estimulação." Se damos esta estimulação não tem porque haver envelhecimento cerebral. Se não houver estímulos, vão se cumprir as leis da vida, "o que não se usa, se perde".

A respeito da possibilidade de regeneração dos neurônios, temos uma notável descoberta, que vem de um zoólogo da Universidade de Rockefeller e diretor do centro de pesquisas ecológicas, Fernando Nottebohn.

Estava trabalhando, com sua equipe, nos mecanismos neurológicos do canto dos pássaros, quando suas pesquisas o levaram a descobrir algo inesperado. Comprovou que o cérebro de um pássaro adulto tem a incrível capacidade de regenerar suas células nervosas.

Nottebohm percebeu a grande importância desta descoberta e afirmou:

"Acredito que de todas as coisas que estamos vendo em nosso trabalho a mais revolucionária é esta ideia da neurogênese, segundo a qual novos neurônios podem nascer de um cérebro adulto. O que contraria o dogma, até hoje existente, de que isto simplesmente não acontecia."

Nottebohn descobriu que um pássaro adulto é capaz de regenerar até vinte mil neurônios por dia. Um número considerável, tendo em vista o tamanho do cérebro de um pássaro e sabendo que o ser humano perde uma média de cinquenta mil neurônios por dia.

Isto é fantástico. Se conseguirmos saber qual é o mecanismo que faz os neurônios se regenerarem, teremos em nossas mãos o elixir da juventude cerebral.

Quem sabe, a soluçao não seja tão difícil como pode parecer à primeira vista. Mas deixemos os comentários para depois.

O fantástico estado Theta

O estado chamado Theta é aquele em que o cérebro produz ondas Theta, cujas frequências são de 3,5 a 7,8 Hz. aproximadamente. Têm uma maior amplitude e uma frequência menor que as ondas Alfa.

É um estado entre a vigília e o sono, chamado hipnoidal. Produzir estas ondas sem chegar ao sono não é fácil, mas é um estado muito interessante.

Nele, o cérebro está pronto para processar e armazenar informações. Parece, também, que é um momento em que aparecem lembranças esquecidas da infância.

Outra característica deste estado: as ondas Theta emergem fundamentalmente do Hipocampo, estrutura cerebral ligada à memória de "curto prazo".

E algo mais importante, a meu modo de ver. Além da memória e do aprendizado, o estado Theta é a fonte do pensamento criativo. Neste estado surgem ideias novas, tendo a impressão de aparecerem por intuição, no nível do inconsciente.

Michael Hutchinson, autor do "Megabrain", diz o seguinte:

"...Durante estes momentos, o padrão das ondas elétricas que circulam através do cérebro é alterado. O tipo de ondas elétricas que gera o cérebro muda e os neurônios individuais do córtex cerebral alteram o número e a forma de suas dendritos, ramificações e sinapse. Desta forma, a rede que constituem com outros neurônios, aos quais se encontram unidos, é modificada, criando novos padrões eletroquímicos de transmissão de mensagens, novos estados mentais, uma forma de ver a realidade totalmente nova."

Esta característica do estado Theta é muito importante.

Oferece a possibilidade de modificar sistemas padronizados desequilibrantes, por meio de uma reestruturação da rede neuronal, criando novas e mais ricas interconexões entre os neurônios, trazendo soluções mais criativas para a vida.

Isto é possível porque as ondas Theta causam grandes flutuações de energia por ter menor frequência e maior amplitude que as ondas Alfa.

Um fato curioso. O professor de psicologia da Universidade da Califórnia, Charles Tart, pesquisa experiências de saída do corpo e tem percebido um claro sinal quando isto ocorre: a súbita entrada das ondas Theta, no instante em que se inicia o fenômeno.

Também se tem observado ondas Theta, de grande amplitude, em fenômenos psicocinéticos, no momento em que a pessoa movimenta objetos à distância.

O Dr. Robert Beck, que também se dedicou ao estudo dos fenômenos psíquicos, percebeu que no momento em que a pessoa conseguia o estado de consciência em que atuava de uma forma especial, aparecia a frequência que está na fronteira entre a onda Alfa e Theta, 7,78 a 8 Hz.

Este fenômeno foi repetido muitas vezes com o mesmo resultado.

Qual é a explicação? Parecia que as pessoas mais sensitivas recebiam um sinal sincronizador para entrar no mesmo estado de consciência.

No ano de 1952, um físico, Schumann, postulou matematicamente que a Terra e a ionosfera constituíam uma cavidade ressonante, que devia oscilar numa frequência semelhante às ondas cerebrais.

A divisão do Rádio Propagação da "National Bureau of Standards" dos EUA, em 1962, informou a detecção e gravação destes sinais. Assemelhavam-se a um EEG (eletroencefalograma) autêntico e foi batizado com o nome de "Onda Cerebral Terrestre",

E esta ressonância Schumann, como foi chamada, apresentava uma característica especial a 7,8 e 8 Hz.

O pensamento que cria matéria

Estamos rememorando as descobertas mais importantes em relação ao cérebro, que têm ligação com o tema que nos ocupa.

Temos uma estrutura fantástica com possibilidades ilimitadas. Vamos dar mais um passo nestas descobertas. Como vão aparecendo as conexões entre os neurônios e o que elas fazem?

Imagens, pensamentos, ideias ou frustrações, geram uma energia no neurônio que cria ou fortalece um prolongamento e no fim dele aparece uma estrutura bioquímica chamada neurotransmissor.

Esta tem sido uma grande descoberta. A princípio se pensava que havia somente dois tipos de neurotransmissores. Atualmente se conhecem mais de 60 tipos.

Eles são responsáveis por tudo o que acontece dentro do ser humano... pelas alegrias, tristezas, equilíbrio, euforia, prazer, dor, felicidade...

Em 1975 houve outra grande descoberta: as endorfinas, da família das encefalinas. Até este momento conheciam-se dois sistemas diferentes de transmissões: Os neurotransmissores, que ligavam os neurônios entre si, e o sistema hormonal.

Os dois sistemas funcionavam de uma forma completamente diferente.

Os neurotransmissores eram moléculas simples e rápidas, mas de deslocamento muito curto.

Os hormônios já eram moléculas mais complexas. Viajavam pela corrente sanguínea percorrendo grandes distâncias, mas sua ação não era tão rápida. Às vezes demorava muito.

Com a descoberta das endorfinas esta ideia ficou obsoleta. As endorfinas são neurotransmissores e hormônios ao mesmo tempo. São neuro-hormônios naturais com propriedades eufóricas e analgésicas. Chamadas "chaves do paraíso" por serem responsáveis pelo prazer, alegria, disposição, aumentam alguns fatos da memória e suprimem outros, viajam através de todo nosso sistema nervoso, fortalecem o sistema de imunização... são fantásticas.

Mais uma vez vou me fazer uma pergunta que acho de capital importância: Que tipo de imagem, que pensamento é capaz de produzir um neurotransmissor? Todos?

Não! Somente aqueles em que acreditamos.

Não importa se são verdadeiros ou falsos, se certos ou errados, se bons ou ruins... O que realmente importa é se acreditamos, ou não, neles.

Os pensamentos em que acreditamos têm o poder de criar matéria. Um pensamento, uma energia cria um neurotransmissor que é um sistema bioquímico.

A teoria quântica do cérebro

O Dr. Karl Pribram (Fig. 15), neurofilósofo, é presidente há muitos anos, do "Centro de Pesquisas do Cérebro" por ele criado. Este centro é o lugar onde convergem as mais avançadas teorias sobre o funcionamento do cérebro.

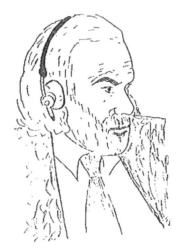

Figura 15 – Dr. K. Pribram.

Estas teorias são elaboradas pelos cientistas de vanguarda de maior reputação. Eles, através de um estudo profundo experimental e baseados nos descobrimentos da ciência, estão chegando ao limiar do incrível.

Karl Pribrarn decolou com a teoria, na época muito ousada, do Modelo Holográfico do Cérebro.

Os antecedentes, para esta teoria, estão em Karl Lashley, Denis Gabor, Emmet Leith e Juris Upatnicks.

Karl Lasley, de quem posteriormente Pribrarn foi discípulo, publicou no ano de 1922 suas pesquisas sobre a memória. Ele demonstrou que uma memória específica não ocupa um lugar particular no cérebro, mas se distribui por todas as partes.

Mais tarde, Denis Gabor usa o cálculo infinitesimal de Leibniz para descobrir uma espécie de fotografia tridimensional, o Holograma.

Em 1965, Emmet e Juris Upatnicks mostram ao mundo a construção de um Holograma com o recém-inventado raio laser.

Com estas bases, Pribram lança o Modelo Holográfico do Cérebro, como modelo dos processos cerebrais. Estamos no ano de 1969.

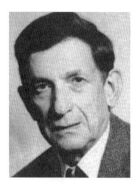

Figura 16 – David Bohm.

O ano de 1971, o físico David Bohm (Fig. 16), que tinha trabalhado com Einstein, propõe que a Organização do Universo bem podia se entender como um Holograma. Nasce o Modelo Holográfico do Universo.

A década de 70 foi um aprofundar mais e mais nestes modelos. Finalmente, em 1977, chega-se ao Paradigma Holográfico, segundo o qual o cérebro é um Holograma dentro do Holograma maior do Universo. Esse Paradigma começa, então, a fazer parte das conquistas científicas.

Mas as pesquisas não pararam por aí. Hoje, no "Centro de Pesquisas do Cérebro e das Ciências da Informação", na Virgínia, Pribram continua sua investigação que já deixou para trás o modelo holográfico do cérebro.

A atividade humana atualmente está num processo tão acelerado que, hoje como nunca, quando descobrimos algo, já estamos começando a dar outro passo, considerando esta descoberta ultrapassada.

E isto é o que está acontecendo com o Paradigma Holográfico do Cérebro, e assim também será do Universo.

Já se está procurando um novo paradigma que possa ir além do paradigma holográfico, como a teoria da relatividade foi além da mecânica de Newton. Essas leis continuam válidas, mas são somente para uma parte do funcionamento do Universo.

O mesmo está acontecendo com o Paradigma Holográfico. Pribrarn sempre afirmou que no cérebro há muitos elementos que escapam ao modelo holográfico como por exemplo "as conexões entre os lóbulos e os hemisférios, o surgimento do ato da consciência, e sobretudo, da intuição, o grande salto quântico da inteligência".

E, agora, está empenhado em descobrir o que há por trás de tudo isto, entrando no que seria, o "Modelo Quântico do Cérebro".

O modelo quântico da consciência

Desde o Modelo Holográfico, as pesquisas têm avançado cada vez mais.

As últimas ideias são sobre a consciência.

Como entra a consciência no organismo humano?

Os condutores da consciência são umas estruturas microtubulares de proteínas, que estão no citoplasma, estendidas por todo o organismo e, de uma forma especial no cérebro, nos neurônios.

Estes microtúbulos têm um diâmetro de três milionésimos de centímetro e se comportam de maneira não usual, ao redor e dentro das células servindo como esqueleto delas e conduzindo sinais elétricos.

Stuart Hameroff, anestesiólogo da Universidade do Arizona, diz que este citoesqueleto também conduz os impulsos nervosos de uma célula a outra, constituindo assim os caminhos da consciência.

Segundo ele, a rede de microtúbulos dentro da rede neuronal seria cenário onde acontece o Drama Quântico da Consciência.

Mas, como surge a consciência e que mecanismos permite que se transmitam?

Aqui entra em cena Roger Penrose (Fig. 17), físico e matemático da Universidade de Oxford, na Inglaterra. É especialista em relatividade global e cosmologia, e um cientista do gabarito de Stephen Hawking.

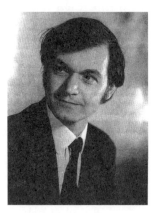

Figura 17 - Roger Penrose.

Ele tem a seguinte teoria: a consciência é o produto de um fenômeno de Coerência Quântica no cérebro, a mesma coerência da luz do raio laser.

A consciência transmitir-se-ia como raios de luz coerente que iriam ao longo do labirinto de microtúbulos que sustenta e permeia as células do cérebro.

O cérebro assemelhar-se-ia "a um computador óptico que, em vez de servir-se de impulsos elétricos para transmitir informações, se serve de luz coerente, isto é, de raios laser para transmitir, não informação, mas consciência", que é muito mais.

Da união das ideias de Penrose e Príbram está nascendo o "Modelo Quântico do Cérebro" que explicaria a aparição do fenômeno da consciência e sua transmissão, assim como o Modelo Holográfico tenta explicar o fenômeno da memória e a formação de imagens.

Universos paralelos

Junto a esta teoria da consciência e sua transmissão, há outra ideia que estaria inclusa dentro do Modelo Quântico do Cérebro.

Dá a impressão que estamos fazendo ciência ficção, mas não estamos falando de escritores senão de cientistas.

Esta vez é G. G. Globus, neurocientista, que diz que "todos os mundos possíveis no sentido de Universos paralelos de Everett, Wheeler... estão dentro do cérebro, neste enigmático estado de latência que é conhecido como a superposição quântica".

Segundo esta teoria, nosso mecanismo de percepção seleciona um mundo dentre os que conformam o "holomundo" do inconsciente universal e o coloca na consciência, realizando-o.

A realização seria a materialização dele.

Vivemos num mundo materializado pela consciência coletiva. Não parece ficção?

Mas, como se mantém a seleção deste mundo, comum a todos nós? Como todos participam do mesmo mundo, pelo menos aparentemente?

O neurofisiólogo mexicano Jacobo Grimherg Zybberbann, outro grande cientista, e grande amigo do Dr. Pribram, tem uma teoria a respeito. Segundo pesquisas experimentais em laboratório feitas por ele, chegou à conclusão que "todos os cérebros estão suprafisicamente conectados entre si e formariam um gigantesco cérebro iluminado por uma Mente coletiva".

Será que isto pode explicar aquela pesquisa feita em Harvard de que anteriormente falávamos, de jovens inteligentes que mostravam a grande necessidade de consenso na hora, inclusive de avaliações óbvias, a ponto de Solomon E. Asch declarar que existe uma tendência à conformidade tão forte que gente jovem, inteligente e bem-intencionada, está disposta a chamar de branco no preto?

Solomon ficou sem entender o que estava acontecendo. A explicação não estará nas teorias que estamos expondo?

Por que há tanta dificuldade para mudar? Para pensar de forma diferente da maioria? Por que teorias novas somente se generalizam quando muitas mentes ativas e fortes conseguem criar um consenso?

Essas teorias não têm eco, embora sejam óbvias e lógicas, até que são aceitas por um número considerável de mentes. Nesse momento, e como se todos os demais descobrissem a obviedade de forma natural, começam a fazer parte do mundo como se sempre tivesse sido assim.

A dificuldade está em incorporá-las ao mundo estabelecido. Depois, ficam fazendo parte dele naturalmente.

Será assim como vamos criando "nosso" mundo, o mundo no qual todos participamos? Será essa a forma de materializá-lo?

Quando uma ideia consegue ser aceita, consegue o consenso da maioria, converte-se em realidade do mundo do qual todos nós participamos, do mundo que a consciência, ou inconsciente coletivo escolhe para nós.

Mas existe uma infinidade de mundos possíveis, aos quais temos acesso em condições especiais através dos chamados estados alterados de consciência quando de alguma forma nos abrimos a estes outros mundos, porque o consenso não tem tanta força e as limitações impostas se diluem com mais facilidade.

O misterioso mundo das crianças

Pesquisas que temos feito com crianças nos têm levado a alguns resultados interessantes:

- As crianças são energias que estão se materializando em nosso mundo.
- Mas participam de mundos paralelos, porque ainda não estão completamente assentadas em nosso mundo.
- Toda a estrutura social, familiar como primeiro ponto de contato, é montada para introduzir a essa criança no mundo escolhido, materializado pelo consenso das mentes coletivas. Condicionamos a criança a ver este mundo como o único "real",
- Nos três primeiros anos, de forma especial, este novo ser ainda não consegue sair facilmente dos outros mundos que para ele também são "reais".

- Os adultos se esforçam para ensiná-los, condicioná-los, a distinguir o que "existe" e o que "não existe", o que é "real" e o que "não é real".
- Até que, à medida que o tempo passa, conseguem o resultado esperado, colocando-os, e fixando-os, no mundo que escolhemos como "real".

Claro que as pessoas não fazem isto de uma forma consciente, porque realmente não sabem que existem outros mundos. Todos fomos condicionados desde pequenos e não temos outras lembranças. Por isso, estas ideias devem estar soando, imagino, um pouco estranhas.

Mas, se estão seguindo as descobertas da ciência, não são tão descabidas.

O resultado prático dessas nossas pesquisas com crianças, foi este:

- Muitos dos problemas de crianças pequenas estão ligados à energia e a mundos paralelos, e não é a química que os soluciona.

Se as crianças são fundamentalmente energia materializando-se, devem ser bem sensíveis a ela.

E, de fato, nossas pesquisas têm provado que reagem com muita facilidade a um trabalho radiônico, que modifica diretamente seus campos de energia.

E, outro fato importante comprovado inúmeras vezes; a criança está, mais do que imaginamos, em contato com outros mundos paralelos, e esse contato, muitas vezes a deixa confusa ou com medo. A inquietação, o choro e o próprio medo das crianças, sem motivo aparente, muitas vezes é provocado por estas presenças paralelas, estas "realidades" que nós não conseguimos ver. Crianças que não conseguem dormir, e choram desconsoladas, nem sempre têm dores. E eu diria mais, a maior parte das vezes são outros os motivos...

E como explicar os chamados "terrores noturnos"?

E crianças que, de repente, começam a ficar insuportáveis, e falam coisas que parecem absurdas?

Geralmente há uma coisa exterior a elas que está interferindo.

Nós temos muitas provas desta afirmação, porque temos visto modificar imediatamente estes comportamentos, quando através da Radiônica vemos esta influência exterior e a removemos.

Pontos a serem lembrados

O componente fundamental da Radiônica é a Mente, porém, não qualquer Mente.

Que Mente é capaz de atuar sobre a matéria?... e sobre a vida?...

A resposta é: uma Mente coerente que se concentra no que quer e acredita que pode consegui-lo. E de alguma forma sabe se comunicar através de sinais ou códigos, com a Energia Primordial, por meio de instrumentos simples.

Todas as Mentes estão interferindo no Universo consciente ou inconscientemente.

Quando uma Mente tem uma direção, é coerente... a mudança que processa é consciente. Esta é a Mente da Radiônica.

Uma Mente confusa, sem direção, com medos, também está mudando o mundo, porém sua mudança é inconsciente e entrópica. Está criando desordem num processo acelerado.

Controlar a Mente é aprender a direcionar a imaginação e acreditar naquilo que realmente queremos. Com certeza, é o trabalho mais importante a realizar no terceiro milênio.

A ciência do cérebro é uma das que mais têm avançado nas últimas décadas. Já sabemos que o cérebro não é uma máquina. Tem vida e através dele se expressa a Mente. Esta necessita do cérebro que é vida biológica para se materializar.

A ligação Mente-Matéria se processa através do cérebro. Antigos dogmas caíram por terra.

Antes se pensava que os neurônios não se regeneravam como o fazem outras células. Hoje se sabe que podem se regenerar também.

Um cérebro num "entorno enriquecido" pode ter um crescimento do córtex, os neurônios aumentam de tamanho, há alimento de proteínas no cérebro, aumentam as conexões entre os neurônios e também aumenta o número de células gliais.

As células gliais são muito importantes. As pesquisas feitas levam a crer que têm como função aglutinar os neurônios, nutri-los e repará-los se for necessário. Parece que segregam produtos ativos de natureza desconhecida, e são os "planificadores da atividade neuronal".

Por último, estas neuroglias são sensíveis a fracas cargas elétricas vindas tanto do sistema nervoso, como de campos energéticos exteriores.

Ondas Theta são frequências que vão de 3,5 a 7,8 Hz aproximadamente.

No estado Theta, o cérebro armazena informações, aparecem lembranças esquecidas da infância, e sobretudo, é o momento do pensamento criativo, aparecem novas ideias através da intuição. É o melhor momento para mudar programas.

Pesquisas sérias provaram em laboratório que no início deste estado Theta é quando as pessoas têm fenômenos extraordinários: saídas do corpo, telecinesia, curas... É na fronteira entre as ondas Alfa e Theta, 7,8 Hz.

Em 1952, um físico, Schumann, postulou matematicamente que a Terra e a ionosfera constituíam uma cavidade ressonante, que devia oscilar numa frequência semelhante às ondas cerebrais.

Em 1962, detectaram-se e gravaram estes sinais parecendo um EEG, e apresentavam uma característica especial a 7,8 Hz. Coincidência?

O pensamento cria matéria. Como?

Imagens, pensamentos, sentimentos... geram uma energia nos neurônios que cria um prolongamento ou fortalece o já existente, e no fim dele aparece uma estrutura bioquímica que se chama neurotransmissor.

Qualquer pensamento é capaz disto? Não!! Somente aqueles em que acreditamos.

Eles têm o poder de criar matéria e... vida.

Estamos às portas de um novo Modelo do Cérebro: o Modelo Quântico do Cérebro.

O Dr. Pribram, responsável pelo Modelo Halográfico do Cérebro, agora está dando um novo passo para frente. Trabalhando junto com teorias de Penrose, cientista do gabarito de Hawking, está chegando ao Modelo Quântico do Cérebro, que tentaria explicar o surgimento do fenômeno da consciência no cérebro e sua transmissão.

Além disto, o Modelo Quântico do Cérebro incluiria outra teoria. Esta é de G. G. Globus, neurocientista, que diz que no cérebro estão todos os mundos possíveis dentro de uma superposição quântica.

Jacobo Grinberg Zylberbaum, outro grande cientista, e íntimo amigo de Pribram, chegou à conclusão de que "todos os cérebros estão suprafisicamente conectados entre si e formariam um gigantesco cérebro iluminado por uma Mente Coletiva".

Ciência, ficção?

Será que isto explica por que temos tanta necessidade de consenso? Por que temos tanta dificuldade em mudar?

CAPÍTULO 6

A Essência

Sempre se falou que Física, Química, Matemática, são ciências exatas, em contraposição, às ciências humanas que, presumivelmente não seriam exatas. Mas será que isto é assim? Ou, será que não conhecemos o suficiente? Ou, não queremos conhecer? Ou, que é mais fácil dizer que não são? Ou, será que estamos na superfície das coisas?

A essência é a ciência exata. Como se reveste esta essência é que não é exato.

Houve uma época, em que pesquisei muito a alimentacão. Li muito sobre macrobiótica e, fiquei convencido da sua importância, de seu poder.

Depois li sobre vegetarianismo, e da mesma forma, existia uma lógica, existia um sistema perfeito que dizia que ser vegetariano era o mais importante.

Li sobre o sistema mais comum de alimentação, aquele que se baseia em carne, ovos, peixe e, curiosamente, tinha também uma lógica, uma estrutura perfeita para dizer como é fundamental comer estes alimentos para ter uma saúde equilibrada.

Também me informei sobre a alimentação com frutas, simplesmente frutas, e fiquei também convencido de que era o melhor alimento.

Todas as teorias vistas separadamente eram perfeitas, são perfeitas.

Vi, também, dentro do campo da terapia, campo que tenho trabalhado trinta e cinco anos, muitos sistemas, muitas formas de análise e, cada um deles tem uma lógica, uma estrutura perfeita, uma estrutura que convence. Sistema de análise freudiano, junguiano, de

Adler, sistema behaviorista, transpessoal, regressão de vidas passadas..., enfim, tantos e tantos sistemas de terapia, cada um deles também com um sistema lógico, completo, que convence.

Ultimamente, estão surgindo uma infinidade de terapias alternativas. Cada pesquisador cria uma nova; e da mesma forma, todas têm uma lógica, um sentido. Nomes diferentes, para sistemas que, em princípio, parecem diferentes mas, que de alguma forma, no fundo, todos têm a mesma essência.

Eu tenho visto também, "milagres" em todos os lugares possíveis, em todas as religiões, e até eu já fiz alguns, e as pessoas usam estes "milagres" para provar que a crença que eles têm é a verdadeira. Mas são milagres, ou a realização exata de uma lei, da essência?

Tudo isto me fez pensar muito, durante muitos anos.

Deve haver algo por trás de tudo, devem haver algumas leis que comandam tudo isto, deve haver uma essência, que faz com que as coisas funcionem.

Por que em todos os sistemas de alimentação há pessoas que se sentem bem e, há pessoas que se sentem mal? Por que em todo tipo de análise, de terapia, há pessoas que curam, modificam e, há pessoas que não? Até os chamados pensamentos positivos, funcionam para uns e não funcionam para outros, por que? Por que uns sofrem e outros não? Por que pessoas boas sofrem? Muitos dizem:

– *Por que "Deus" permite?*

Esta frase não tem sentido.

Estamos dentro de um mundo com leis. É um mundo organizado. Quem o entende e usa bem esta organização, estas leis, vai se dar bem. Quem não o fizer, vai ter que aprender. Acredito que estamos aqui para isto. Se não sabemos viver, temos que aprender. Não adianta se queixar a Deus, pedir que ele nos tire da situação em que nós nos colocamos pela nossa ignorância. Não aprenderíamos nunca.

É como se ele nos dissesse:

– Se você conhece as leis que coloquei e as pratica, terá tudo o que você quiser.

Ele não disse:

– Seja "bonzinho". Ele disse:

– *Siga as leis. Se plantar, vai colher; se acreditar, vai ter.*

Claro que se plantar feijão, não peça para colher lentilha...

Estamos num Universo com leis e com energia para ser usada. O conhecimento destas leis, nos permite entrar na essência de tudo. Só que, às vezes, embora seja fácil conhecê-las, ficamos mais na superfície, nas aparências, sem fazer muita questão da essência.

Este Universo tem leis e tem energia para ser usada. O problema é saber como vai ser usada, se bem ou mal, e se somos ou não ignorantes a respeito dela.

O Universo é um mar de abundância. Depende de cada um pegar mais ou menos água. Somos nós os que limitamos o que queremos. Imagina este Universo cheio de oxigênio, de ar para respirar. O que você acharia de alguém que respirasse por um canudinho de refrigerante por medo de que faltasse o ar? Cômico, não é? A limitação é nossa, e não do ar.

A essência é tão simples, que não conseguimos acreditar nela. É uma pena.

Sabe por que nós somos como somos? Por nossos próprios programas, nossas crenças. Estas crenças têm que ser verdadeiras? São verdadeiras para nós se acreditarmos que são verdadeiras, do contrário não são. Torna-se verdade aquilo em que acreditamos. Por isto, para uns existem umas verdades e para outros, outras.

Se alguém acredita em algo, isto se torna a verdade para ele. Quando falamos que alguém está errado, queremos dizer que tem crenças diferentes das nossas.

Quando acreditamos em alguma coisa, começamos a agir de acordo com ela e aquilo se realiza, a não ser que mudemos de crença.

Se plantarmos tomates, colheremos tomates. A colheita não vai mudar no meio do caminho. Embora me arrependa, não adianta, a não ser que retire os tomates e plante outra coisa.

Se quisermos que a vida seja diferente, temos que mudar. E, a primeira coisa é não culpar ninguém por nossa vida. A mudança está só em nossas mãos. Para que inventar desculpas? A solução está dentro de nós.

O subconsciente prova que sua crença é correta. Se o que acredito é, o que é, então, a verdade?

A pergunta correta seria esta: O que está por trás de tudo? O que faz com que as coisas aconteçam?

A essência é a verdade. Mas as "verdades" de cada um são crenças, criações, efeitos... A verdade é que crer faz com que se use a força, a energia que está para criar, seja o que for.

Então, a verdade é relativa? Não. Mas o que nós chamamos de verdade, não é a verdade. Ela é o que nós criamos com o que acreditamos.

Qual é a verdade, então? É que o que se acredita, se atrai e, mais cedo ou mais tarde, acontece.

Acreditar não é só querer. É também focalizar-se, é agir de acordo.

Em consequência, o importante é descobrir que crenças temos para sabermos o que vamos ter. Da mesma forma, sabendo o que temos e como somos, podemos chegar a conhecer aquilo em que acreditamos.

Para mudar, a única coisa a fazer é mudar nossas crenças, porque a função do subconsciente é provar que a nossa crença é correta. Se você acredita que tudo está ruim, seu subconsciente vai fazer de tudo para que tudo esteja ruim. E a mesma coisa, ao contrário.

Se você pensa que só os outros podem ajudá-lo, vai estar sempre à mercê dos outros e vai depender do que eles pensem e façam.

Quando, pelo contrário, você percebe que pode fazer tudo, que tudo pode ser criado por sua Mente e realmente acredita, está a caminho de uma grande mudança. Está tocando a verdade.

A verdade é que você atrai ou cria tudo aquilo em que acredita. O que vai criar é outro assunto.

Quando acredita, você começa a ter poder. Tem em suas mãos uma energia primordial para fazer aquilo que quiser. É por isso que quem acredita no mal, cria o mal, e quem acredita no bem, cria o bem. Se acreditar que é capaz de curar, cura, e se acreditar que não é capaz, não consegue.

A questão está em que criamos sistemas lógicos para demonstrar que aquilo em que acreditamos é verdade, ou melhor, é a verdade. E aqui está o perigo. Sem dúvida nenhuma o que acreditamos converte-se em verdade, se converter-se em realidade. Mas não é a única verdade ou a única realidade, porque há tantas realidades, tantas verdades quanto crenças diversas.

A essência é que crer me dá poder e me coloca na possibilidade de informar a energia primordial.

O importante é saber distinguir entre o fato de acreditar e o objeto da crença. No acreditar está a essência. O objeto da crença é aquilo que vamos criar, realizar, ter, ou considerar como verdade.

Se, por exemplo, eu acredito que a carne é fundamental para a saúde, se eu não a comer, vou me sentir doente e fraco.

Se, por outro lado, eu acredito que a carne é prejudicial para a saúde, se a comer vou me sentir doente. Porque, na verdade, não é a carne, mas sim a crença que normalmente vai me deixar sadio ou doente. Se eu acredito que existem anjos e que eles me ajudam, com certeza eu vou ter sua ajuda.

Se eu não acredito, com certeza também, a verdade vai ser que não vou ter ajuda daquilo que, para mim, não existe. A verdade, para mim, é que não existem anjos e, portanto, não posso ter sua ajuda.

Tanto um como outro vai ter razões, vai ter um sistema para provar uma coisa ou outra, um sistema lógico. Um sistema que vai achar verdadeiro e vai tentar convencer as pessoas, daquilo que acredita ser a verdade. Mas no fundo qual é a verdade?

A verdade é que eu acredito ou não acredito. O objeto da crença é a minha verdade.

O objeto da crença vai ser a minha verdade, que, quem sabe, se contradiz com a verdade do outro. Logicamente cada um vai dizer que o outro está errado, mas... será?

Sei que estou entrando num terreno escorregadio, difícil de ser entendido, mas pense um pouco, analise, sente-se tranquilo e pense em todas estas coisas.

Tente ter uma grande abertura de consciência, não se deixe influenciar demais por suas verdades. Tente, quanto for possível, realizar as coisas da forma mais imparcial.

Se acredita que alguma coisa é impossível, está fazendo com que seja impossível, pelo menos para você, e desta forma também está criando a impossibilidade...

Aquilo que você consegue acreditar, consegue criar. Acreditar não é difícil. Nós estamos acreditando constantemente em alguma coisa. Acreditamos que podemos, acreditamos que não podemos, acreditamos que somos inteligentes, que somos "burros", acreditamos que temos um dom ou não. Acreditamos na vida, acreditamos na morte, acreditamos na saúde, acreditamos na doença. Em outras palavras, dentro de nós estamos constantemente acreditando, só que o objeto da crença é o que faz a diferença.

Há pessoas que dizem que não acreditam, mas o que isto quer dizer é que acreditam que não acreditam. O objeto da crença é não acreditar em tal coisa, mas eles acreditam.

Então, acreditar é a essência do processo criador.

O problema está naquilo em que se acredita, porque criamos aquilo que cremos. Posso ter crenças que levem à vida, à evolução, à harmonia, ao equilíbrio, à beleza, quando eu tiver por trás o amor e a liberdade. E, ao contrário, vou criar destruição, doença, involução quando tiver ódio, revolta, quando eu for limitado, escravo. O amor interconecta, o ódio separa, desconecta.

À medida que me interconecto a tudo o que existe, o que quer dizer, amo, nesta mesma medida meu processo criador, todo meu sistema de crenças vai se direcionando à vida.

Técnicas e rituais diversos

Quando se acredita em alguma coisa, a tendência é fazer com que outros acreditem também naquilo. E assim nascem técnicas diversas e diferentes tipos de rituais.

Um ritual, uma técnica ou um sistema de ideias, ordenados é como a roupa que colocamos na crença, é através deles que vamos ensinar a outras pessoas.

Normalmente, nós precisamos de um porquê e de um como para acreditar nas coisas. E exatamente este porquê e este como, normalmente são dados pela técnica, ou pelo ritual ou sistema que alguém cria.

Parece que a natureza humana gosta destas coisas. Por isso as pessoas se apegam tanto a rituais ou sistemas diversos e querem aprendê-los minuciosamente. A medida que os aprendem, acreditam que vão conseguir aquilo que aquele ritual ou aquele sistema diz que pode conseguir.

Na medida em que seguem à risca este sistema ritualizado, acreditam que têm a força para realizar aquilo para o qual está feito. Por que? Porque me dá a possibilidade de acreditar, me permite crer. E aqui está exatamente a essência. Se faz um ritual mas não acredita nele, não vai conseguir nada.

Então, o que o ritual pretende fazer é dar um sustento à crença. Dar crença. E na medida que faz isto, consegue o resultado para o qual está feito.

Na verdade, quem faz o ritual deveria saber isto, mas nem sempre o sabe. Ele pensa que os passos que está dando são os responsáveis pelo resultado, mas na verdade não é assim.

O que realmente faz que o ritual funcione, é a crença de que funciona. E isto acontece com todas as técnicas, teorias, sistemas de terapia etc... etc...

Os rituais têm suas vantagens, mas também seus inconvenientes.

A vantagem fundamental, como eu falava, é que nos ajudam a crer, a acreditar, e, na medida em que fazemos este ritual perfeitamente, sabemos que temos a possibilidade de conseguir aquilo para o qual o ritual está construído. E isto fortalece nossa crença.

O problema, porém, está em pensar que esta é a única forma, que esta é a verdade para conseguir aquilo que se quer. E, mais ainda, pensar que os outros sistemas estão errados.

Se alguém falar que para absorver energia cósmica temos que colocar a mão para cima e não para baixo, ou para a esquerda ou para a direita, ou de cara ao sol, ou de costas ao sol e que não pode ser de outra forma, está colocando dentro de nós uma crença limitadora. Porque se acreditamos que a mão tem que estar para cima, e um dia a colocamos para baixo, vamos saber, acreditar que não conseguimos absorver energia. Porque nos ensinaram que tem que ser para cima, sendo que, na verdade, poderíamos colocar a mão do jeito que quisermos, inclusive escondê-la e, mesmo assim poder absorver grandes quantidades de energia vital.

O problema, então, de sistemas e rituais perfeitamente feitos está em que nos limitam consideravelmente. Fazem com que somente dessa forma possamos ter o poder que queremos.

Agora você poderá entender por que qualquer sistema que nós inventemos, que tenha um sentido e um porquê, em que acreditamos, funciona.

Atualmente estão aparecendo sistemas e sistemas e sistemas diferentes de cura, de equilíbrio energético, de evolução. Tudo é positivo, tudo é bom, a não ser que pensemos que o nosso sistema é o único verdadeiro. Cuidado!!!

Isto também acontece com os sistemas mais tradicionais, como a Medicina tradicional, a psicologia tradicional, etc... que pensam que eles são os únicos que sabem as coisas e que seus sistemas são os únicos válidos. Também estão errados.

A respeito dos rituais quero acrescentar que podem ter um valor em si mesmos, na medida em que as mentes que os criaram os tenham feito de uma forma coerente, e estejam sendo reforçados pelas Mentes dos que os estão realizando constantemente. Isto pode acontecer também com os aparelhos radiônicos. É importante, porém, saber estas coisas para dar o valor justo à roupagem com que revestimos a essência.

As crenças tanto nos podem libertar como limitar. A realidade não é limitada, mas a percepção que temos dela pode ser. Quando acreditamos que uma doença é incurável, por exemplo, não vamos conseguir sua cura. Terá mais facilidade para curá-la quem não saiba que é incurável.

É por isso que a maior parte dos avanços, das transformações, vêm de pessoas que não são do "ramo", que não são especialistas naquilo, porque normalmente os especialistas sabem que não se pode. Acreditam que é impossível.

E... o que é crer?

Esta é mais uma pergunta muito importante para ser respondida, porque aqui está o ponto-chave da questão.

Crer não é simplesmente dizer que acreditamos. E quantas e quantas coisas dizemos que acreditamos, porém só acreditamos intelectualmente, mas o subconsciente não acredita.

Essas crenças não têm o poder de criar, não têm o poder de se comunicar com a essência, com a energia primordial, para fazer alguma coisa. E por que? Porque esse crer, muitas vezes não está ligado ao crer subconsciente, não está ligado ao crer-sentimento, ao crer-emoção. Não consegue movimentar a energia vital do subconsciente, ter uma fé capaz de remover montanhas. Não é suficiente uma fé intelectual. É necessário que a fé se revista de vida.

Que quer dizer isto? Que a Mente precisa da energia vital do subconsciente, nossa vida biológica, como falávamos anteriormente. E aqui reside a grande importância daquilo que chamamos de sugestão.

Sugestão

Sugestão é uma palavra que se usa, muitas vezes, de forma pejorativa, porém, tem uma importância transcendental no campo da crença.

Quando alguma coisa não tem fundamento científico ou não vale a pena dar importância, se diz:

– *"Isso é sugestão; curou por sugestão, não tem nenhum fundamento."*

E isto quer dizer, para eles, que não vale a pena ser tomado em conta. Grande erro.

A sugestão é uma das forças mais poderosas e vale a pena ser estudada. Vamos analisá-la para tentar entender o que é, realmente, sugestão.

Wilhelm Poli define a sugestão como "um influxo capaz de produzir a aceitação de conteúdos significativos. A compreensão de tais conteúdos e de sua motivação lógica não assume nenhuma importância. O que importa é unicamente a impressão produzida pelas circunstâncias que acompanham a transmissão, determinadas, evidentemente, pela expressão de quem opera o influxo".

Esta definição pode nos servir como base para entender um pouco de sua importância.

De onde vem a força que faz com que a aceitação deixe de lado o exame lógico?

Fé e confiança são dois termos diferentes. Fé seria um pensamento consciente, ao passo que confiança é uma espera, certa de sua realização.

Na sugestão há um papel fundamental a parte emocional. A sugestão age diretamente no subconsciente, sede dos instintos, emoções, energia vital. O subconsciente acredita sem interferência do consciente, racional, lógico.

As crenças subconscientes são as que realmente nos fazem agir.

Há um fato muito curioso quando fazemos hipnose e colocamos uma "ordem" pós-hipnótica, que é o mesmo que dizer uma sugestão pós-hipnótica. Quando a pessoa volta ao seu estado normal e ativamos a sugestão por meio do sinal determinado em hipnose, a pessoa age movida por esta ordem. Vai racionalizá-la, porém, tentando dar um motivo aparentemente lógico, quando na verdade está obrigada a fazer isso pela sugestão recebida.

Uma vez, numa aula, dei uma sugestão pós-hipnótica a uma pessoa, para que, quando eu falasse: "E agora... " ela fosse abrir a janela.

O tempo estava frio e estava tudo fechado. Quando fui testar a ordem, falei:

– *"E agora"...*

A pessoa levantou-se e foi abrir a janela falando: – Estou sentido calor, vou abrir a janela.

Imaginem a reação do resto do pessoal. Ela não entendia muito bem o que estava acontecendo, mas abriu a janela.

A racionalização foi também inconsciente.

Muitas vezes em nossa vida diária colocamos razões para tentar explicar para os demais, e para nós mesmos, por que estamos agindo de uma forma determinada que, na verdade, é uma racionalização de uma crença subconsciente. Às vezes, para quem está de fora, não tem lógica alguma, mas quem coloca as razões está "convencido" delas.

É a força da crença do subconsciente.

Outras vezes, o consciente quer fazer alguma coisa e não consegue realizá-la por mais que se esforce. Tem motivos lógicos suficientes, mas não consegue. Acredita que pode, mas não sai do lugar.

Por que? Porque no subconsciente deve existir, embora não saibamos, alguma crença, sugestão, que vai contra o que "queremos" conscientemente.

Se tenho uma crença no subconsciente de, por exemplo, "ai dos ricos", por mais que eu queira ter dinheiro conscientemente, meu subconsciente não vai permitir.

Estas considerações nos levam a um fato muito importante. A fé é capaz de remover montanhas, não é a fé consciente somente.

A fé que tem o poder de transformação é uma fé mais completa: consciente e subconsciente unidos. Cabeça e coração coerentes.

Sugestão é a crença do subconsciente. Ele é atingido através de outros meios que não são a lógica e a razão, nem mesmo a vontade, que são qualidades do consciente.

Ele é atingido através do que ele é: instintos e emoções. E, desta forma, a sugestão impregna a energia vital que é a que vai fazer possível qualquer mudança na matéria, ou na vida.

É por isso que uma sugestão é capaz tanto de curar quanto de deixar doente.

A sugestão, portanto, é de vital importância dentro do processo da fé capaz de remover montanhas. É uma fé confiante e a confiança inclui a certeza da realização do objeto da fé.

Então, quando falamos em crer, não estamos falando num crer simplesmente racional. Este crer não é capaz por si só de uma transformação. É necessário que atinja o subconsciente onde vamos encontrar a motivação e a energia para mudar.

"Desde o momento que se crê, cai-se na sugestão."

Autossugestão

E aqui está a grande importância da autossugestão. Quem é capaz de modificar seu próprio subconsciente como quiser, está com o poder de modelar sua vida em suas mãos. Tem a fórmula de conseguir o que quiser, porque é através de nosso sistema biológico que podemos entrar em contato com o âmago da matéria, direcioná-la, programá-la, informá-la para transformar o que quisermos.

Pontos a serem lembrados

Estamos dentro de um mundo com leis.

Por trás de tudo deve estar a Essência que faz com que tudo funcione.

A essência é que torna verdade aquilo em que acreditamos. Se isto for verdade, se o que acredito é... o que, então, é a verdade?

A verdade é que crer torna o objeto da crença realidade. A essência é tão simples que não conseguimos acreditar nela. É uma pena!

Para mudar, basta mudar os objetos de nossas crenças. Uma coisa é o fato de crer e outra é o objeto da crença. A essência é o fato de crer, o objeto da crença é a nossa escolha.

A essência é que crer nos dá o poder, e nos coloca a possibilidade de "informar a energia primordial".

Aquilo em que conseguimos acreditar, conseguimos criar.

O que faz a diferença é o objeto da crença. Acreditar é, portanto, a essência do processo criador.

Os rituais ajudam a crer. Também podem ter um valor em si mesmos na medida em que as mentes que os criaram tiveram uma coerência e estejam sendo reforçados pelas mentes que os praticam, dando mais força e poder.

Têm, porém, uma desvantagem: a limitação que impõem, quando pensamos que somente com ele podemos conseguir o que queremos.

Mas... o quê é Crer? Esta é a pergunta-chave.

Não é suficiente uma fé intelectual. É necessária uma Fé que esteja revestida de "vida", de instinto, emoção, energia vital... de subconsciente.

E para isto, a sugestão é uma das forças mais poderosas, porque é a Fé do subconsciente.

Quarta Parte

PRÁTICA

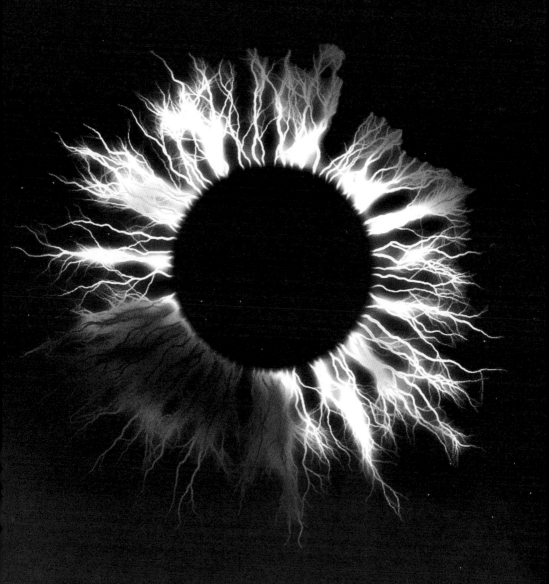

CAPÍTULO 7

Preparando a Mente

E agora... vamos à prática.

Até agora estivemos colocando os fundamentos teóricos, mostrando por que a Radiônica funciona, baseando-nos nas últimas descobertas da Ciência Física. Agora vamos começar a trabalhar mostrando como a Radiônica vai funcionar na prática.

A teoria, sem a prática, não serve muito. E eu diria mais.

A teoria, sem a prática, nos cria uma série de problemas. Um deles, e não o menos importante, é que quando temos a teoria de alguma coisa, pensamos que sabemos.

Você não vai acreditar o que vou contar, mas aconteceu. Nos meus tempos de faculdade, tinha um colega que era um teórico perfeito.

Um dia decidiu aprender a nadar, e comprou uma série de livros que mostravam o que era a natação.

Como tinha uma grande memória, não vamos dizer inteligência, aprendeu logo o que aqueles livros diziam, e pensou que estava pronto.

Você, que é inteligente, já adivinhou o que ele fez e está rindo. Fez exatamente aquilo que você estava pensando que ia fazer: jogou-se no mar pensando que já sabia nadar.

Por sorte, estava com um amigo comum, que teve que se jogar na água para salvá-lo quando percebeu que não saía do fundo.

Já falei que você não ia a acreditar, mas aconteceu. Eu tampouco acreditei quando me falaram porque me parecia uma piada. É tão absurdo!

Claro que, normalmente, não chegamos a tanto, porém, muitas vezes fazemos coisas semelhantes.

Lembro-me de uma vez que veio ao consultório um senhor fazer uma consulta. Até aqui tudo normal.

Começou a me falar dos seus problemas, também normais, e me disse que já tinha se tratado com... e me citou grandes nomes de médicos e terapeutas brasileiros. E me falou que não tinha tido resultado nenhum!!

Depois me falou tudo que sabia a respeito de sistemas terapêuticos, tudo o que tinha lido a respeito... e, confesso, tinha lido muito.

Por último, me perguntou:

– O senhor tem algum outro sistema diferente de terapia? Porque nenhum destes sistemas tem servido para mim.

Foi o primeiro momento em que tive oportunidade de falar e perguntei ingenuamente:

– Você já tem colocado em prática algum deles? E ele me respondeu:

– Não! Eu sei que nenhum funciona.

Você já imaginou o que eu fiz. Para que ele ia perder seu dinheiro e eu o meu tempo?

Ainda deve estar por aí à procura de um sistema diferente que o mude, sem ter que colocá-lo em prática. E, com certeza, deve continuar com todos aqueles problemas... e alguns mais.

Vamos, então, fazer o que eles não fizeram.

Para que a Radiônica funcione a contento, precisamos trabalhar três coisas:

- Aprender a usar uma ferramenta que nos ajude a captar os campos de energia, seu equilíbrio ou desequilíbrio, que é onde vamos trabalhar em Radiônica.
- Aprender a técnica que chamamos de Radiônica, para modificar o que queiramos.
- E, o que é mais importante, aprender a usar a Mente.

Este trabalho pessoal é, no meu entender, o fundamental.

Começando pela Mente.

Vamos ver o que temos que fazer para deixar a Mente no estado de poder trabalhar com Radiônica, e, na verdade, com qualquer processo criativo.

Temos que ter uma Mente com objetivos, que sabe se concentrar neles, que crê que pode consegui-los e que trabalha para isso.

Objetivos

À primeira vista dá a impressão de que ter objetivos é a coisa mais fácil. Não é assim.

Se você pudesse sair pela rua perguntando às pessoas pelos seus objetivos, com certeza aprenderia algo muito importante. A maior parte das pessoas não tem objetivos, não tem uma direção, não sabem para onde estão indo na vida. E, exatamente por isto, não saem do mesmo lugar a vida toda.

Alguns vão responder com ideias vagas, com clichês que todo mundo repete quase sem perceber:

– Eu gostaria de ter dinheiro, saúde e amor.

Dá a impressão de que são objetivos, mas é somente impressão. Vamos analisar um pouco esta frase.

As pessoas usam muito a palavra "gostaria" para dizer o que supostamente estão querendo. Porém, "gostaria" quer dizer que, se bem que seria interessante ter aquilo, não é para mim... é impossível... eu não consigo.

"Gostaria" é uma palavra que sempre leva como complemento o "mas". Gostaria... mas, para mim, não dá.

Para dizer que temos um objetivo realmente, temos que querê-lo e trabalhar para consegui-lo. E para isto se precisa de coragem. Por que?

Quando queremos realmente alguma coisa, implica sermos responsáveis pelas mudanças que isso ocasione e, normalmente, temos medo de assumir essa responsabilidade. Não queremos nos responsabilizar pelo que "parece que queremos". Por isso é muito mais fácil dizer que "gostaria"... mas... do que? Quero isto!

Uma Mente com poder, é uma Mente com decisão, que sabe o que quer e se responsabiliza pelo que quer. Não tem medo de querer.

O primeiro trabalho a fazer, então, é perceber se temos a coragem suficiente para querer, se temos uma Mente decidida, firme.

Concentração

Tendo uma Mente que sabe o que quer, o que precisa agora é saber concentrar-se.

A concentração é fundamental para ter uma Mente coerente. Sem ela não vamos conseguir praticamente nada.

Imagina um dia bonito de verão. O Sol está radiante e você está à beira de uma piscina aproveitando o fim de semana.

Pega uma lente e vai fazer um simples experimento que aprendeu quando estava na escola. Nada do outro mundo, somente recolher na lente uns poucos raios de sol que estão dispersos e concentrá-los num ponto, que pode ser um pouco de palha. O que acontece? (Fig. 18).

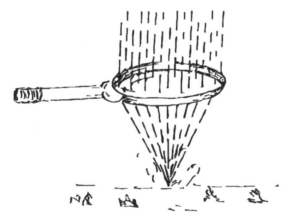

Figura 18

Algo impressionante à primeira vista. A palha fica tão quente com esses poucos raios concentrados que pega fogo.

Pode fazer outra experiência. Bata com a palma de sua mão direita no dorso de sua mão esquerda. Machucou? Acredito que não.

Agora, feche o punho e coloque um dos dedos dobrado em forma de ponteiro como vê na figura, e bata com ele no dorso da mão esquerda de novo com a mesma força. Que achou? Dói, não é? Foi o efeito da concentração.

A concentração mental não é difícil. O difícil é concentrar-se naquilo que se quer.

Normalmente, estamos concentrados em nossos medos, preocupações, dificuldades, doenças... enfim, em tudo aquilo que não queremos. E que acontece? Conseguimos atrair exatamente o objeto de nossos medos, preocupações, dificuldades, doenças. Conseguimos o que não queremos, porque a Mente materializa aquilo em que se concentra. É por isso que é fundamental sabermos nos concentrar naquilo que queremos, para não termos mais problemas.

Querer só, não é poder.

Vamos praticar

Vamos aprender concentração

Não fique preocupado, não vai ser difícil. Estas coisas que vamos aprendendo vão ajudar você a ter uma Mente que pode conseguir o que quiser. Uma Mente calma, decidida e que sabe concentrar-se. Mas, não se preocupe, de uma forma natural.

Primeiro exercício

A primeira coisa que vamos fazer é concentrar-nos em nosso corpo.

Vamos sentar-nos comodamente e prestar atenção em como ele se sente. Uma tensão, um movimento involuntário, a respiração, a entrada e saída do ar... verá que as preocupações do dia vão começando a ficar longe.

Aos poucos, vá se concentrando diretamente na respiração. Sinta como o ar entra nos pulmões, levantando a caixa torácica, para depois na expiração, ir saindo naturalmente deixando uma sensação de tranquilidade. Inspire e expire naturalmente, sentindo o ar entrando e saindo... entrando e saindo... entrando e saindo.

Quando menos você espera, estará num estado de concentração relaxada.

Este é o primeiro exercício que recomendo. Para começar treinar a Mente. Bastam dez minutos por dia durante um mês para que você sinta um bom resultado, não somente para a concentração, porém para todos os outros campos de seu dia a dia. Depois, seria interessante continuar com este exercício periodicamente.

Segundo exercício

As pessoas falam muito em mantras. O que são mantras?

São palavras, sons que nos ajudam a concentrar-nos. Independentemente do som que seja, se repetido constante e monotonamente vai-nos relaxando e concentrando.

O segundo exercício vai ser este

Quando conseguir relaxar bem seu corpo com o exercício anterior, introduza um som, para conseguir uma maior concentração, e deixe de lado todos os pensamentos. Não é necessário que emitamos o som para fora. Basta pensá-lo para que faça o efeito que se quer.

Você pode escolher os sons como quiser. Uma sugestão pode ser, ao inspirar, "o", e ao soltar o ar, "hum". Isso vai aumentar sua concentração mais ainda. Repito, não é necessário que os emita verbalmente.

Terceiro exercício

Depois de praticar durante algumas semanas estes exercícios, você, com certeza, vai se sentir melhor em muitos aspectos de sua vida, vai ter uma Mente mais clara, mais descansada, com mais capacidade de trabalho e com mais poder. Desta forma, estamos preparando a Mente para trabalhar com a energia, com Radiônica.

Agora, vamos dar um passo a mais. Lembre-se que estamos aprendendo um sistema de concentração para saber dirigir nossa Mente ao objetivo que queiramos, inclusive vai-nos ajudar para poder fazer formas-pensamento.

Vamos pegar um objeto qualquer, por exemplo, uma caneta, um lápis, um cristal... enfim, o que quisermos. Este objeto vai ser o objeto de nosso pensamento nos minutos em que estivermos fazendo o exercício.

Pegue este objeto e analise-o: para que serve, de que está feito, como é sua forma?... tente conhecê-lo o mais possível.

Uma vez feito isto, relaxe, respire e emita "o" e "hum".

Quando achar que está o suficientemente solto e relaxado, tente visualizar o objeto que escolheu para este exercício. Não se preocupe se não conseguir no início. É um exercício difícil e pode demorar para consegui-lo. Mas, quando o conseguir terá em suas mãos uma grande ferramenta para realizar muitas coisas. Sua Mente estará preparada para grandes realizações. Terá aprendido a visualizar e estará pronto para fazer uma forma-pensamento, de maneira consciente.

Se fizer estes exercícios e aprender a acreditar que nada é impossível, terá uma Mente preparada para o trabalho radiônico.

CAPÍTULO 8

Radiestesia

E agora vamos entrar num tema muito importante para a Radiônica: a Radiestesia.

Na verdade, o tema é, em si mesmo, apaixonante, embora aqui o estudemos relacionado à Radiônica.

Permita-me que me estenda nele porque é necessário para o trabalho prático que vamos fazer.

Dar uma definição, no início de um tema, não deve servir para defini-lo completamente, mas para mostrar um caminho, saber para onde vamos.

E, entendido dessa forma, vou dar uma definição deste tema que considero cada vez mais fascinante. Será a ferramenta fundamental para trabalhar com Radiônica, para ter uma comunicação com tudo aquilo que não vemos, mas que existe e tem influência em nossas vidas, porque tudo no Universo está interligado.

Radiestesia é um sistema de entrar em contato com tudo aquilo que está fora dos nossos cinco sentidos com alguns instrumentos que são simplesmente ponteiros visíveis do aparelho responsável por esta captação invisível, que é nossa Mente inconsciente.

Através de minha volição e concentração consciente sintonizo-o com o que quero saber. Minha Mente inconsciente, em contato com tudo o que existe, incluindo outras mentes, me responde através do que chamo a agulha externa, o pêndulo.

A Radiestesia é, então, passar informações, conhecimento, respostas da Mente inconsciente para a Mente consciente através de um sistema de codificação, onde usamos como instrumento material um pêndulo, ou outro instrumento semelhante.

Com certeza, terá ouvido falar da Cinesiologia.

A Cinesiologia parte da premissa de que qualquer imagem, pensamento, sentimento, próprio ou de outros, mexe com a energia vital e se pode testar através da resistência muscular (Fig. 19).

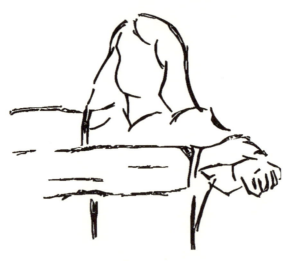

Figura 19

O corpo tem uma reação para cada sentimento ou alimento, saibamos ou não. É um processo inconsciente. Testemos ou não, sejamos conscientes ou não estamos constantemente respondendo a qualquer influência tanto externa quanto interna, através de nosso corpo.

Esta é a mais simples e prática explicação para a Radiestesia. Através dos reflexos musculares, embora com uma codificação diferente, a Mente inconsciente nos responde sempre.

Pode fazer uma prova. Você vai precisar de alguém que o ajude a fazer o teste, um amigo, um familiar... Para ele também vai servir como uma experiência, no mínimo, curiosa.

Coloque-o em sua frente. Braço direito caído junto ao corpo e braço esquerdo esticado, horizontalmente ao chão. Você em sua frente, com sua mão esquerda apoiada no ombro direito dele, ou dela, e sua mão direita, um pouco acima do punho (veja Figura).

Agora, fale que vai fazer força no braço para ver a sua elasticidade e que ele resista o suficiente para não permitir que desça.

Contamos até três e fazemos uma pressão firme e uniforme para baixo, testando sua elasticidade. Este teste é para ver a resistência muscular.

Se estiver resistente, firme, passamos para frente na experiência. Se não, antes de seguir em frente vamos fortalecê-lo. Como? Falando para ele bater seis ou sete vezes no timo, com delicadeza, mas firmemente.

O timo é uma glândula endócrina que está situada no meio do tórax. Se você se tocar no meio do tórax, perceberá uma parte um pouco mais saliente. É aí.

O timo foi uma glândula praticamente desconhecida até relativamente pouco tempo, mas pesquisas recentes, por exemplo, do Dr. Diamond, têm feito com que o timo esteja sendo valorizado como merece.

Além de ser a glândula do crescimento, é também a responsável pelos glóbulos responsáveis pelas reações imunológicas do organismo. Esses glóbulos amadurecem por intermédio dos hormônios do timo e, quando estão prontos, vão para os gânglios linfáticos e o baço, onde dão origem às famosas células T.

Os hormônios do timo continuam a exercer influência sobre estas células. É, portanto, também a glândula da imunização. E, mais ainda, é a glândula que equilibra e distribui a energia no organismo.

Mas voltemos ao teste.

Batendo no timo, estamos fortalecendo-o para que exerça melhor suas funções, embora provisoriamente.

Testando de novo o braço, vai senti-lo mais forte, o que quer dizer que a energia aumentou.

Depois peça a seu amigo que pense em algum fato desagradável ou em alguém que não gosta e teste o braço de novo. Vai sentir que enfraqueceu.

Em seguida, fale para que pense em alguma coisa muito agradável ou em alguém que ame muito. Teste novamente o braço e verá, com surpresa, que está de novo forte, resistente.

O corpo responde, constantemente, a qualquer estímulo, seja um pensamento, uma imagem, uma leitura, embora de forma inconsciente... Mas podemos captar a resposta através dos reflexos musculares.

Você pode fazer este teste sempre que quiser saber se um pensamento, um quadro, um alimento ou uma pessoa, faz bem ou mal a alguém, se dá ou tira energia, se fortalece ou cria stress. É simples e muito efetivo, porque em definitivo, quem sabe o que é bom ou ruim para você é você mesmo. Seu próprio corpo é quem vai responder com absoluta precisão.

Coloquei este exemplo da Cinesiologia para que veja que a Radiestesia tem como fundamento o mesmo princípio. Tudo está interligado. O corpo tem as respostas que precisa; a Mente sabe muito mais do que imaginamos. O problema é trazer para a consciência o que sabemos inconscientemente.

As pessoas pensam que é o pêndulo que responde.

Não. O pêndulo exterioriza o que nossa Mente responde. Parece a mesma coisa, mas não é.

Há pessoas, e com razão, que dizem:

– Como é possível que um instrumento como o pêndulo possa me responder algo?

Isto denota que pensamos que o pêndulo é quem responde, que o pêndulo é o responsável pela Radiestesia. Não é verdade.

Se fosse assim, eu também teria minhas dúvidas. Porém, o pêndulo é o instrumento que usamos na Radiestesia.

É a Mente, esta sim, a responsável pelas respostas. É o "aparelho" mais poderoso do mundo. E olha que já conhecemos tecnologia maravilhosa atualmente, mas toda esta tecnologia saiu da Mente.

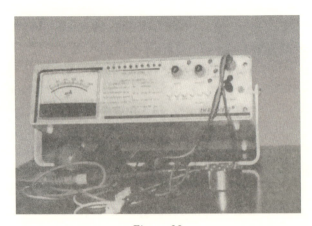

Figura 20

O "aparelho" que vai me dar a informação sobre qualquer coisa é a Mente, que se serve do pêndulo para exteriorizar sua resposta, como faz a agulha do mostrador de qualquer sofisticado aparelho (Fig. 20).

Uma agulha sozinha não serve para nada. Mas, a agulha sintonizada com o aparelho é de um valor incalculável, porque através dela o aparelho me informa tudo o que ele pode saber.

Percebe a diferença?

Seguindo velhas pegadas

O elo com o passado

Em poucas palavras, vamos tentar resumir a trajetória da Radiestesia na história antes de entrar na prática.

A evolução está entre a tradição e o progresso. A tradição remete ao passado, e o progresso impulsiona em direção ao futuro.

A tradição é uma linha que interpenetra a história, dando unidade aos fatos, que não teriam sentido sem ela. Não devemos confundir "tradição" com as "tradições".

As "tradições" são opostas ao progresso, quando confundidas com a "tradição". O que chamamos de "tradições" é tudo aquilo que nasceu num contexto histórico como resposta a esse mesmo tempo. Quando estas tradições pretendem transcender o seu tempo imaginando que são eternas, trazem graves equívocos e fazem parar o progresso.

Aquilo que nasce num determinado tempo: modas, leis humanas, costumes e etc., são "tradições" e são perecíveis porque respondem a épocas concretas. Já a "tradição" é a raiz da evolução, algo que nasce da própria natureza, que está ligada substancialmente às leis naturais e, por conseguinte, independe do tempo e da forma com que se reveste.

A história é um amálgama de tradição e tradições. Saber distingui-las é tarefa árdua. Mas consegui-lo é abrir as portas da evolução e do progresso.

A Radiestesia tem suas raízes fundadas na madrugada do mundo e no mais profundo do ser humano. É um de seus instintos mais puros, porque a sua essência faz parte da tradição. A sua prática é, portanto, tão antiga quanto o homem.

É difícil saber como e por que os homens começaram a usar estes conhecimentos. Por intuição? Por instinto? Não sabemos. Mas sabemos que desde a época das cavernas encontramos restos desse saber.

Os homens daquela época seguiam a pista dos animais com um "bastão de comando" (Fig. 21). Esse "bastão" não era mais que uma varinha radiestésica com desenhos de animais, construída, geralmente, de madeira (havia também as de osso e de chifres de animais). Era levada na frente, horizontalmente, e tinha gravados todos os animais comumente caçados.

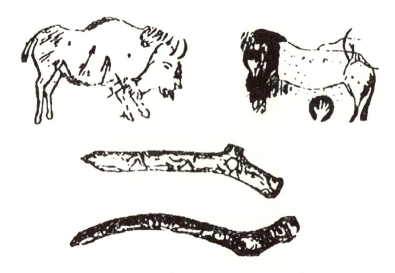

Figura 21- Estes mesmos homens seguiam a pista dos animais, com um "bastão de comando".

Quando precisavam caçar um certo animal, "apagavam" mentalmente os outros, conservando apenas a imagem daquele que queriam encontrar, e o "bastão de comando" os levava até o objetivo.

Em todas as tribos primitivas sempre havia uma pessoa, chamada por nós de "feiticeiro" ou "bruxo", em quem a tribo confiava, que escolhia o lugar para o povoado, para a caça, a nascente de água, os alimentos, as ervas para cura, etc...

Aparentemente, tudo se revestia de misticismo e mistério. Mas, no fundo, tratava-se de métodos radiestésicos. Os tais "feiticeiros" geralmente são apresentados com características específicas. Uma delas é estarem segurando na mão uma vara ou coisa semelhante, lembrando-nos as varas ou forquilhas radiestésicas.

China

Em se tratando de energias e conhecimentos humanos, a China conseguiu avanços profundos já no terceiro milênio antes de Cristo, além de um apurado saber sobre Radiestesia, para o descobrimento de minérios e nascentes, o que caracteriza a época dos Zahoris.

O que temos de documentação concreta é uma xilografia de um baixo-relevo, datada do ano 147 a.C., onde aparece um imperador chinês de nome Yu, segurando em sua mão um objeto semelhante a um diapasão, em forma de ferradura. A inscrição que acompanha esta xilografia não deixa dúvidas a respeito da natureza do instrumento aí descrito:

"Yu, da dinastia dos Hia, famoso por sua ciência em relação às jazidas de minérios e nascentes de água; descobria objetos ocultos e soube regular com certeiro juízo os trabalhos da terra de acordo com as diferentes estações."

Egito

Outro povo que conhecia profundamente a Radiestesia entendida como recepção e emissão de ondas de forma, era o egípcio (Fig. 22).

Dissemos "povo", mas estes conhecimentos não faziam parte do povo, e sim dos faraós e sacerdotes, os únicos a serem iniciados nestas ciências, assim chamadas de "ocultas".

Os conhecimentos eram transmitidos oralmente. Divulgavam-se, dessa forma, todos os procedimentos usados, deixando ao povo formas energeticamente poderosas sem explicação.

O Egito foi além da China. Enquanto esta usava a superfície plana para a recepção e emissão de ondas radiestésicas, o Egito introduzia também a terceira dimensão. Em outra oportunidade aprofundaremos a reflexão sobre o grande conhecimento que tinham a respeito da captação, emissão e neutralização de energia.

Muito poderia ser dito também dos povos dos Andes, dos Incas, da Ilha de Páscoa.

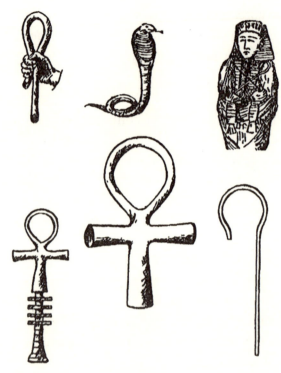

Figura 22

Os hebreus também conheciam a Radiestesia. Passaram muitos anos em contato com o Egito, embora em circunstâncias desfavoráveis. Não é de estranhar que Moisés, que foi educado na corte faraônica, conhecesse alguns dos seus segredos. Algumas das maravilhas a ela atribuídas poderiam estar ligadas a estes conhecimentos. Mesmo a famosa Arca da Aliança, que não podia ser tocada e que acompanhava constantemente o povo hebreu como proteção e ponto de encontro de Deus com o homem, encerra em si um grande mistério em suas formas e medidas, rigorosamente exatas. Por que tanta exatidão em sua confecção?

Na Bíblia também encontramos vários textos que nos dão uma ideia de como o povo judeu tinha conhecimento da Radiestesia. Oséias, por exemplo, cita-a no Livro de Oséias, Cap. IV, Vers 12.

Na mitologia grega, como entre os romanos mais tarde, aparece a famosa vara usada tanto para adivinhar como para provocar diferentes tipos de prodígios.

Os romanos davam a esta vara o nome de *Lituus*. Cícero, grande escritor e historiador romano, fala deste *Lituus* e de como era usado para encontrar tesouros.

Segundo a lenda, Roma foi fundada por Rômulo e Remo, dois irmãos que teriam sido amamentados por uma loba.

Para situar Roma no lugar mais indicado, Rômulo, ainda de acordo com a lenda, subiu a uma das colinas ao redor junto com um etrusco, profundo conhecedor das influências cósmicas, e com uma vara teria delimitado o lugar exato onde Roma viria a ser construída.

As famosas legiões romanas, nas suas conquistas nas Gálias, sempre se faziam acompanhar de pessoas com uma vara *(Lituus),* cuja missão era determinar o lugar do acampamento, verificar as condições de segurança e as possibilidades de sobrevivência, sobretudo no que dizia respeito ao consumo de água.

Os sacerdotes sempre foram ligados a este tipo de ciência. Michel Moine relata um fato curioso. Ao referir-se aos sacerdotes da Roma Imperial, observa que estes preferiam o pêndulo à varinha para fazer seus vaticínios. Menciona o caso de uma conspiração contra Flávio Valente, no séc. IV, em que o Imperador quis saber quem estava conspirando contra ele. Os sacerdotes, depois de pendurar um anel num fio, passaram este pêndulo por cima de um alfabeto. O anel oscilou e foi-se detendo sucessivamente sobre diferentes letras, que formavam o começo do nome "Teo". Por ordem imperial, todos os infelizes cujos nomes começavam por estas letras fatídicas tiveram a desagradável surpresa de se verem condenados à morte. Mas isso não impediu que o destino se cumprisse, pois o Imperador Valente foi sucedido por "Teodósio".

Idade média

A Idade Média foi uma época difícil para a Radiestesia, porém sua prática se manteve viva, apesar de considerada magia ou bruxaria.

Num tempo em que o Cristianismo reinava em todo o mundo conhecido e, onde, inclusive, quem ditava politicamente as leis era o papa, nada podia ser feito além de comer, dormir, trabalhar, divertir-se e rezar. Quem, de uma forma ou de outra, fugisse a essas regras, era considerado perigoso e ainda pior. E, ainda mais se extrapolasse os limites estreitos da razão reconhecida na época.

O dom radiestésico era considerado do demônio *a priori*.

Mas é interessante observar que a maior parte dos grandes radiestesistas estavam ligados à religião. Eram padres, abades e até bispos. O que não minimizava o fato de serem tratados como perigosos.

Renascença

A Renascença representou, sem dúvida, um renascimento de muitas coisas.

O grande trabalho da Idade Média foi o de manter a tradição, no sentido anteriormente referido. E esta se manteve no silêncio dos mosteiros, através do trabalho, inteligência e paciência daqueles homens que viviam fora das grandes cidades, dos banquetes e das festas.

O Renascimento foi o amanhecer de uma noite escura, que guardava uma semente em suas entranhas. É fato que foi preciso chegar ao século XX para que essa arte e ciência pudesse ser discutida e praticada sem problema algum, exceto pela descrença de algumas pessoas, mais por desconhecimento ou medo que por outra coisa. Mas a partir do século XVI começou um trabalho de abertura digno de admiração.

Em 1521, encontramos pela primeira vez um escrito de como fazer uma varinha.

No mesmo ano, um monge beneditino escreve a respeito das forquilhas que os mineiros austríacos usavam, normalmente, para descobrir carvão ou minério. Estes sempre carregavam consigo uma forquilha, instrumento fundamental em sua profissão (Fig. 23).

No início do século XVII, um homem se distinguiu no trabalho radiestésico: Jean Chatelet, Barão de Beausoleil e de Auffenbanch. Este grande radiestesista, juntamente com sua esposa, descobriu grande quantidade de minas na Alemanha, Suécia, Itália e França. A título de curiosidade, só na França foram descobertas mais de cento e cinquenta minas de metais preciosos e cristais: ferro, chumbo, carvão, antimônio, zinco, enxofre, turquesa, rubi, opala, mármore... E sabem o que aconteceu com eles, depois de se dedicarem com todo afinco a enriquecer à coroa francesa?

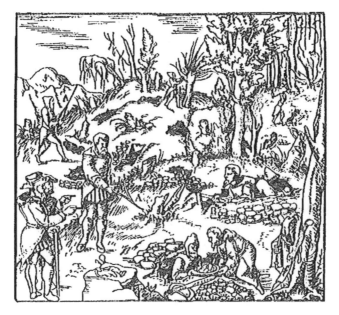
Figura 23

O eminente Cardeal Duque de Richelieu mandou prendê-los sem julgamento. Motivo: bruxaria. Faleceram, um na prisão da Bastilha e o outro na de Viennes. O real motivo da condenação foi estarem, simplesmente, pedindo o salário justo por seu trabalho.

Eis algumas datas importantes na luta pela Radiestesia, segundo a breve história de M. Moine:

- 1657 - O jesuíta padre Gaspard Schott, depois de ter visto uma forquilha movimentar-se nas mãos de um homem "piedoso e justo", passou a defender seu uso. A partir de então, os testemunhos a respeito ganharam mais importância.
- 1675 - Um médico, o Dr. Christian Frommann, afirma que, embora sem explicação, os movimentos da forquilha existem sem truque algum. No mesmo ano, um advogado do parlamento francês, Jacques Le Royer, publica um "Tratado de bastão universal".
- 1688 - Jacques Ayar coloca a forquilha a serviço do Rei e da Justiça, chegando a descobrir ladrões e assassinos.

- 1693 - O abade de Vallemont escreve a obra: "A Física oculta ou tratado da forquilha" (Fig. 24).
- 1780 - Um médico de Nancy, Dr. Thouvenel, depois de testemunhar a Barthélemy Bleton, sensitivo que não carregava a forquilha, sendo esta arremessada ao ar caso houvesse água, escreveu um livro dedicado a Bleton com o título de "Memória física e médica, que mostra as evidentes relações entre os fenômenos da forquilha, magnetismo e eletricidade".
- 1798 - Ano importante! O pêndulo recomeça a aparecer. Antonie Gerboin, professor da Faculdade de Medicina de Strassburgo, ficou curioso vendo o filho de uma amiga brincar. A criança fazia uma esfera de madeira suspensa por um fio. A observação levou a inúmeras experiências, resultando em: "Pesquisas experimentais sobre uma nova forma de agir da eletricidade" (1808).

Desde então, a popularidade do pêndulo foi crescendo, reduzindo-se consideravelmente o uso da forquilha.

Outros passos foram dados até o século XX, onde houve muitas conquistas em todos os campos e, também no da Radiestesia.

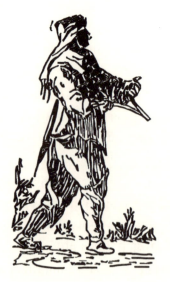

Figura 24 - Gravura do ano de 1693.

No século XX uma nova dimensão

Revistas, associações, livros, congressos, fizeram com que a Radiestesia, nome usado pela primeira vez pelo abade Bouly, e consagrado oficialmente em dezembro de 1929, quando foi criada a "Associação Francesa e Internacional dos Amigos da Radiestesia", se acendesse e estendesse pelo mundo afora, na conquista de um lugar ao lado da ciência.

A Radiestesia já não é mais algo oculto, da parte "do demônio", e sim, um imenso campo de pesquisas, onde a física moderna tem seu lugar na interpretação destes fenômenos naturais.

Eis alguns dos congressos em que esteve presente a Radiestesia:

- 1911 - Teve lugar em Hannover o primeiro congresso de sensitivos, patrocinado pela indústria mineradora.
- 1923 - No Terceiro Congresso Internacional de Psicologia Experimental de Paris", houve várias sessões consagradas à Radiestesia e sua prática.
- 1926 - Paris presencia outro congresso internacional de radiotelúricos e sensitivos, em Avignon.
- 1927 - Congresso em Barcelona.
- 1930 - Alemanha.
- 1932 - Itália.
- 1933 - Outro congresso em Brignoles.
- 1933 - Paris.
- 1939 - Bélgica.

Depois da Segunda Guerra Mundial, mais um congresso internacional em Paris, no ano de 1954. Em 1956, em Locarno.

Estas breves referências têm o intuito de mostrar um rápido apanhado do esforço empreendido pela humanidade para manter acesa essa luz que vem da própria natureza humana e que muitos, por medo ou ignorância, a maioria das vezes, tentaram apagar.

CAPÍTULO 9

A Prática da Radiestesia

Arte e Ciência

A Radiestesia, como falávamos antes da Radiônica, é, também, uma arte e uma ciência. Não é só técnica, método e razão. Numa palavra: a Radiestesia usa todos os mecanismos da Mente. Usa a Mente em seus níveis; subconsciente (instinto), racional e superconsciente (intuição).

A ciência trabalha fundamentalmente com a Mente racional, embora este conceito tenha começado a mudar com o advento da Física moderna.

A Radiestesia, mais do que qualquer outro método do saber, equilibra em si a intuição.

É considerada uma arte por usar basicamente a intuição. E por também fazer o uso da razão é uma ciência, estando arte e intuição diretamente ligadas. Trabalha com os dois hemisférios cerebrais.

A Radiestesia, arte e ciência, tem em si a força de levar a este equilíbrio. Com ela trabalhamos com a intuição e com a razão.

Um Radiestesista perfeito é aquele que desenvolve a intuição e a razão como dois pólos complementares.

Há pessoas com dom nato, especial. Mas, mesmo essas têm a necessidade da técnica para aprimorar-se ao máximo. Um sensitivo, como se chama a pessoa com certo dom psíquico mais apurado, corre muitos perigos se não é senhor de sua sensitividade. A radiestesia bem-orientada, leva a trabalhar com essa sensitividade de forma consciente e equilibrada.

Radiestesia física e mental

Em Radiestesia há duas teorias fundamentais: a Radiestesia física e a mental.

Radiestesia mental

A Radiestesia mental, parte do princípio de que a Mente pode sintonizar-se com qualquer coisa e captá-la.

Para isso, são necessárias duas coisas:

- Orientação mental;
- Convenção mental.

Orientação mental é a forma como nos sintonizamos com o objeto procurado. A orientação ou pergunta deve ser simples, clara e objetiva.

Convenção mental é a forma de codificar os movimentos do pêndulo. Quando o pêndulo tem rotações positivas (sentido horário), quer dizer sim. Quando tem rotações negativas (sentido anti-horário) quer dizer não. Quando o pêndulo liga dois objetos, nomes, quer dizer sintonia. Quando corta, é falta de sintonia.

Radiestesia física

Os radiestesistas chamados físicos, dão muito mais importância aos instrumentos de captação, aos pêndulos diversos, ao comprimento de fio, do que à própria Mente. Na verdade, eles sabem que a Mente é responsável por tudo.

Há uma oposição de ambas as partes. Os radiestesistas físicos *e* mentais, procuram anular-se ou opor-se mutuamente. Os mentalistas querem dar tal importância à Mente que chegam a menosprezar o uso de instrumentos. E os radiestesistas físicos, para rebatê-los, enfatizam os instrumentos como se não dessem importância à Mente.

Não vamos entrar na luta infrutífera dos mentalistas contra os físicos. As duas tendências têm uma parte de verdade e ambas são válidas.

A Mente é responsável por tudo. Ela capta, interpreta e traduz, porém, os instrumentos que são usados vão nos ajudar mais na medida em que sejam mais aptos, melhores.

A Mente é responsável por uma obra de arte, mas se o artista não tiver instrumentos e técnica adequados, não sairá tão bem quanto deveria. O mesmo acontece com a Radiestesia; o trabalho radiestésico será melhor, mais rápido e perfeito, se tivermos aparelhos e gráficos que ajudem a Mente a materializar suas respostas.

Opinião de um radiestesista convicto, Michael Moine:

"Não sou um profissional da Radiestesia, mas um jornalista. Tenho realizado muitas pesquisas e feito um balancete de meus êxitos e fracassos, como qualquer pesquisador que procura ser imparcial. E este balancete tem sido positivo.

Minhas primeiras experiências eram dominadas pelo ceticismo. Porém, uma prática quase diária da radiestesia, durante vinte anos, tem me convencido da surpreendente facilidade que um ser humano pode ter de utilizar; racionalmente, as suas possibilidades intuitivas. Não sou uma exceção, e quem quiser é capaz de realizar as mesmas experiências. É preciso, somente, vontade e uma disciplina livremente consentida.

A Radiestesia existe, eu a encontrei. Na atualidade, faz mais de quarenta anos que a Radiestesia é para mim um extraordinário "Violino de Ingres", do qual não me canso de extrair novos sons. São tantos anos consagrados a uma causa tão controvertida e tão pouco séria na aparência! Os cada vez mais numerosos adeptos da lei sacrossanta, segundo o qual 'time is money', se surpreenderão dizendo: 'Mas o que isso pode dar de bom?'. Eu responderia a eles com uma frase de Albert Einsten. 'Um homem que já não é capaz de se maravilhar, deixou praticamente de viver.'

Maravilha ante resultados muitas vezes espetaculares, que tenho conseguido durante meus longos anos de trabalho. Embora não seja movido de envaidecimento... mas que uma nascente brote no lugar onde a pessoa indica, que um tesouro apareça lá onde o pêndulo se movimentou, não é isto cada vez mais como o princípio de um verdadeiro milagre?

Maravilha ante o serviço que se pode prestar; o alívio ou a alegria que se pode dar ao próximo. Há lembrança mais bonita que a do rosto radiante de uma senhora que, graças a um radiestesista acha um objeto precioso que pensava ter perdido para sempre? Há recompensa maior que uma carta de um pai de família agradecido porque o diagnóstico que fizemos permitiu a um médico salvar a vida de seu filho?

Maravilha o belo dia que descobrimos que a prática séria da Radiestesia equivale a uma verdadeira educação mental: o pensamento se clarifica, a vontade se desenvolve, a confiança em si mesmo e a compreensão de nossos semelhantes aumentam. Às vezes, a orientação de toda uma vida pode ser modificada.

Maravilha em si, principalmente quando, depois de ter pesquisado suficientemente (a gente nem acredita), pode-se medir a fabulosa riqueza que representam as faculdades intuitivas do homem. Então, descobre-se que a radiestesia não é outra coisa sendo uma manifestação a mais das profundezas do psiquismo. Falando o mesmo com outras palavras, é um dos mais importantes sistemas de pesquisas que se oferece ao espírito humano. O próprio Freud declarou que, se pudesse nascer de novo, não se dedicaria à psicanálise, mas às pesquisas psíquicas.

Haveria, sem alguma dúvida, muito menos mal-entendidos entre as pessoas de boa fé se a parapsicologia (que poderia abarcar o estudo da radiestesia), como sugere Arthur Koestler; fosse uma respeitável disciplina universitária.

Prática

A Radiestesia, mais do que teoria, precisa de prática. A teoria sempre é necessária para fundamentar a prática. Mas é só através da prática que vamos nos convencer de sua eficácia.

O radiestesista

O instrumento principal em Radiestesia, é o próprio radiestesista. Nos livros sobre Radiestesia, esta é uma lacuna. Fala-se de varinhas, pêndulos, métodos, mas o radiestesista é praticamente ignorado.

Para nós, em todos os cursos que ministramos, o trabalho é com o ser humano, com o seu crescimento, sua evolução, melhoramento das ferramentas mentais, através da concentração, relaxamento, visualização e abertura do campo da consciência. Por isso, deixamos claro que de nada adiantarão todos os instrumentos se não trabalharmos conosco mesmos em busca de um constante aprimoramento.

Pêndulo

O principal instrumento que usamos para traduzir as informações transmitidas do inconsciente para o consciente é o pêndulo (Fig. 25).

Qualquer peso suspenso por um fio, é um pêndulo.

Para ser usado em Radiestesia, porém, é importante a forma, o material, a simetria... a longitude do fio.

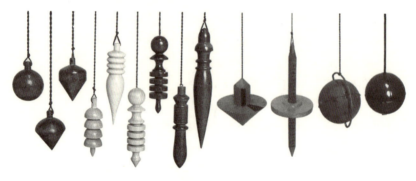

Figura 25

Convém esclarecer que um radiestesista nato, ou alguém que já possuí esta sensibilidade, pode usar um instrumento bem simples, que este funcionará de qualquer maneira. Aquele que começa, porém, trabalhará melhor com pêndulos mais sensíveis e em circunstâncias mais favoráveis. É como alguém que recentemente começou a dirigir: os lugares mais desertos e tranquilos serão os ideais até que ele adquira confiança. Depois, isso já não será mais necessário.

Há muitos modelos de pêndulos. Alguns dos mais usados são o pêndulo esférico, o pião, o prumo, o ísis, o osíris, os pêndulos cilíndricos ou do tipo para usar testemunho.

O pêndulo ideal não existe, porque varia de acordo com o próprio radiestesista, ou com o que se quer encontrar. Os melhores pêndulos, porém, serão sempre os pêndulos neutros.

Exercícios

A forma de segurar o pêndulo é bem simples, basta olhar o desenho (Fig. 26).

Suspenda o pêndulo segurando a corrente entre os dedos polegar e indicador de maneira firme, mas não apertada, para deixar fluir a energia através deles. Se apertarmos demais os dedos, a energia ficará bloqueada, criando uma dificuldade para que o pêndulo se movimente e responda. É importante também que o braço inteiro esteja sem tensão, sobretudo as articulações do ombro e do cotovelo.

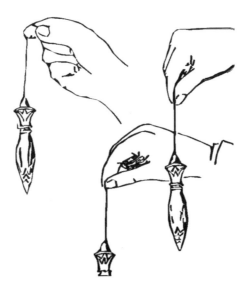

Figura 26

Longitude de fio

Longitude de fio é a altura em que seguramos o fio. Na Radiestesia mental, a longitude de fio não tem importância, mas esta é uma das coisas que vai facilitar enormemente o trabalho radiestésico. Quero deixar bem claro que este é um sistema que uso há anos e que realmente funciona. Isto não quer dizer que seja o melhor, nem muito menos o único. Existem muitos sistemas, todos eles funcionam. O importante é ir captando a essência. O resto é roupagem. O que não quer dizer que não tenha importância.

Vamos continuar. Faça um pequeno exercício: coloque o pêndulo sobre um objeto e segure-o em diferentes longitudes (Fig. 27). Você vai notar que à medida que se modifica a altura, também os movimentos do pêndulo se modificam. Por enquanto, isso apenas quer dizer que segurar o pêndulo a qualquer altura não é a mesma coisa.

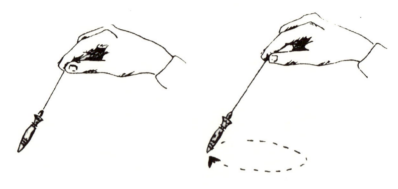

Figura 27

Sintonia

Segure o pêndulo sobre uma fotografia e deslize bem devagar os dedos até que faça rotações positivas. Este será o ponto de sintonia com a pessoa da fotografia (Fig. 28).

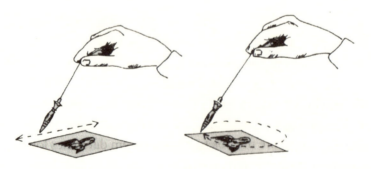

Figura 28

Isso pode ser feito com uma planta, pedra ou outro objeto qualquer.

Quando o pêndulo girar positivamente (sentido horário), estaremos nos sintonizando com o objeto da experiência. Dessa forma, sempre que quisermos fazer alguma pergunta em relação aquele, o pêndulo responderá facilmente.

Movimentos do pêndulo

O pêndulo tem quatro movimentos (Fig. 29):

a. Rotação no sentido horário;

b. Rotação no sentido anti-horário;

c. Movimentos de vai e vem;

d. Elipses (mudanças de movimento ou pergunta mal feita).

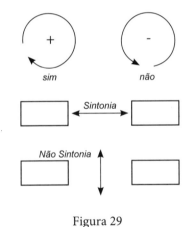

Figura 29

As rotações em sentido horário são consideradas positivas, de sintonia, de ligação. Significam que a resposta é sim.

As rotações em sentido anti-horário são negativas, de corte, de total falta de sintonia. A resposta é não.

Os movimentos de vai e vem podem fazer duas coisas: – ou ligar dois objetos, duas pessoas, ou desconectar esses mesmos objetos ou pessoas.

Quando ligam, querem dizer a mesma coisa que rotações positivas. Quando se desconectam, isso denota que não existe ligação de um objeto com outro. Equivalem a rotações negativas.

Estes movimentos, porém, podem mostrar mais claramente até que ponto a falta de sintonia é completa ou simplesmente de uns 20, 30 ou 40%. A porcentagem é dada pela angulação maior ou menor do corte que o pêndulo faça entre os objetos testados (Fig. 30).

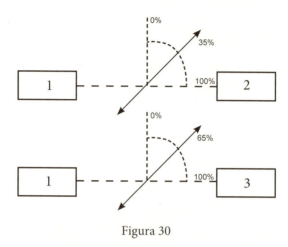

Figura 30

Para reforçar esses movimentos e afirmar melhor aquilo que eles querem dizer, faça o seguinte exercício:

Desenhe dois círculos, um para a direita e outro para a esquerda, como se vê no desenho.

Coloque o pêndulo sobre o primeiro círculo e deixe que ele siga a direção da seta. Quando o pêndulo estiver fazendo rotações à direita (sentido horário), mentalmente você dirá: sempre que o pêndulo fizer este movimento em sentido horário isso quer dizer sim, positivo, sintonia, bom.

Depois, coloque o pêndulo sobre o outro círculo. Quando o pêndulo fizer rotações à esquerda (sentido anti-horário), diga mentalmente: sempre que o pêndulo fizer este movimento em sentido anti-horário, quer dizer não, negativo, falta de sintonia, ruim.

Agora faça duas linhas, uma ligando dois objetos e outro cortando-os. E, colocando o pêndulo acima da linha que liga os objetos, deixe que se movimente neste sentido. Quando fizer um movimento nítido de ligação, diga mentalmente: sempre que o pêndulo ligar dois objetos, nomes, pessoas, quer dizer sintonia, ligação, positivo.

Colocando depois o pêndulo acima da linha que corta os dois objetos, deixe que ele se movimente em direção a ela e, quando isso acontecer, diga mentalmente: sempre que o pêndulo separar dois objetos, nomes, pessoas, quer dizer falta de sintonia, negativo, nocivo.

Faça estes exercícios durante pelo menos dez dias, até sentir que o condicionamento está firme.

Agora que você já tem as bases para que o pêndulo funcione e através do condicionamento pode saber o que o pêndulo quer dizer, vamos começar a fazer alguns exercícios de treinamento.

Estes exercícios são para que você tenha uma ideia do que pode ir fazendo, cabendo a você melhorá-los, modificá-los, ampliá-los ou criar outros semelhantes.

Não tenha pressa. Como em qualquer aprendizado, é necessário algum tempo para se ter um controle. A Radiestesia não foge a esta regra. Tenha paciência e colherá os frutos de cada descoberta.

Como operar em Radiestesia

Depois de ter feito a convenção do pêndulo e já mais ambientado com ele e suas rotações, vamos fazer alguns exercícios.

Desejo

O primeiro passo para ter êxito neste aprendizado de Radiestesia é despertar o desejo de querer aprender e praticar.

Para suscitar mais e mais esse desejo é muito bom fazer leituras relacionadas ao tema, ter contato com pessoas que se dediquem a ele e ir sentindo o imenso leque de possibilidades que se abrirá com o aprimoramento dessa ferramenta mental. O desejo capaz de modificar qualquer coisa é o compartilhado também com a emoção, e não apenas com a parte intelectual.

A Radiestesia nos abre as portas de tudo que existe.

Com ela podemos descobrir objetos perdidos, escolher o emprego certo, saber se estamos na profissão certa, se temos compatibilidade ou não na vida amorosa, sexual e familiar, ter uma orientação clara na tomada de decisões presentes ou futuras, saber se o tratamento médico é ou não correto, se alguém está sendo sincero, enfim, tudo isso sem citar as áreas da agricultura e pecuária, onde também existe um campo ilimitado de possibilidades a serem exploradas pela Radiestesia.

Como interessar o subconsciente

Tendo realmente desejo de aprender a praticar a arte da ciência do pêndulo, devemos reforçá-lo, materializando esse desejo no subconsciente.

Como? Segure o pêndulo na mão e diga:

"A partir deste momento, o pêndulo é o meu instrumento principal de comunicação com tudo o que existe e poderá existir; sendo o amplificador e codificador de todo o conhecimento inconsciente, de forma clara, precisa, sempre que eu assim o quiser. Quando eu o segurar na mão, qualquer que seja, e fizer uma pergunta, a resposta certa virá através dele. Usarei este conhecimento só para o bem. Respeitarei a intimidade das pessoas como algo a que todo ser humano tem direito, não revelando segredos a ninguém, a não ser para evitar um mal grave".

Depois de repetir algumas vezes seguidas estas frases, coloque o pêndulo no bolso e carregue-o consigo pelo menos durante um mês e, sempre que se lembrar dele ou o tocar, pense assim:

"Através do pêndulo tenho a resposta certa para tudo o que pergunto. O pêndulo canaliza e amplifica as respostas de minha Mente incorporada para a minha Mente consciente".

Essa forma de agir mostrará ao inconsciente que você quer que, realmente, seja assim.

E para fortalecer ainda mais essa decisão, repita antes de dormir:

"Todo o conhecimento que preciso me vem através da Radiestesia. Estou em contato direto com tudo pelo meu inconsciente e passo esse conhecimento para o meu consciente sempre que eu quero, servindo-me do pêndulo como o meu amplificador".

Em pouco tempo você sentirá que sua sensibilidade começa a se desenvolver equilibradamente e a canalizar-se através da Radiestesia, ampliando sua percepção e possibilidade de conhecimento de forma ilimitada.

Junto com esse trabalho de motivar seu inconsciente neste campo, e de mostrar o desejo e a decisão de praticar a Radiestesia através destas ideias diariamente repetidas, devemos também começar a por em prática o treinamento radiestésico.

Estes primeiros conselhos são importantes para que possa aprender mais rápida e facilmente. Quando chegar a ser um grande radiestesista, perceberá que muitos desde já não serão necessários. Dentro de você mesmo estarão as respostas e soluções para o seu próprio trabalho. Até lá, é importante ter um método, um sistema que o guie neste aprendizado.

Como começar a praticar

Tendo sempre presentes estes conselhos, vamos agora a alguns exercícios práticos.

O primeiro exercício que recomendo é sintonizar-se com a Energia Cósmica, com a ajuda de uma pirâmide (Fig. 31).

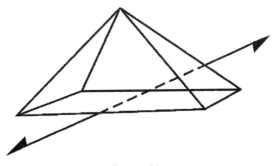

Figura 31

Quando falamos em pirâmide, não falamos de qualquer pirâmide, com qualquer medida ou posição. Referimo-nos à réplica da grande pirâmide de Gizé, no Egito, também chamada de Quéops, e posicionada N/S, conforme o desenho.

Por que esta pirâmide? Porque a pirâmide de Quéops é uma das formas mais perfeitas construídas na Terra. Ainda estamos descobrindo os mistérios dessa construção, em seus mais de 2.600.000 blocos de pedra magistralmente colocados, criando um dos maiores mistérios de toda a humanidade.

Para o que neste momento nos interessa, as réplicas da Grande Pirâmide (pirâmides pequenas que guardam as mesmas proporções em suas medidas) atraem pelo seu ápice Energia Cósmica quando colocadas na posição N/S magnética.

Energia Cósmica é um ilimitado feixe de frequências necessárias para a vida em nosso planeta.

Em Radiestesia é chamada de Verde Positivo, e em nosso sistema, iremos chamá-la também de Ponto Zero.

Para que você possa fazer a sua própria pirâmide de cartolina (o material, neste momento não tem importância), aqui vão as medidas e, a forma mais fácil para fazê-la (Fig. 32).

As medidas são:
Base - 15,70 cm;
Lado - 14,94 cm;

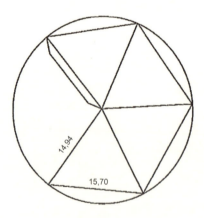

Figura 32

Esta é sempre a proporção que devem guardar a base e o lado, se, por exemplo, quisesse fazer uma pirâmide maior, bastaria que se multiplicasse a base e o lado por 2, 3, 4, e assim por diante.

Vamos supor que se queira uma pirâmide com o dobro do que temos acima. Só o que temos a fazer é multiplicar 15,70 por 2 que é igual a 31,40 cm e 14,94 multiplicado por 2 que será igual a 29,88 cm. Simples, não é?

Como fazer a Pirâmide

A forma mais simples é fazer uma circunferência cujo raio tenha a medida do lado. Depois, é só transportar com o compasso a medida da base pela periferia da circunferência, unir tudo e recortar.

Ponto zero

Colocada agora na posição N/S magnética, segure o pêndulo sobre o ápice da pirâmide e vá deslizando os dedos bem devagar pela corrente do pêndulo até que este gire positivamente. Este ponto de comprimento do fio é o ponto de sintonia com a Energia Cósmica. É o ponto em que você pode pegar o pêndulo sempre e perguntar o que quiser, porque é um ponto muito sensível. Nele se sintonizam todas as energias ditas cósmicas, e por isso passará por ele qualquer energia com que queiramos sintonizar-nos (Fig. 33).

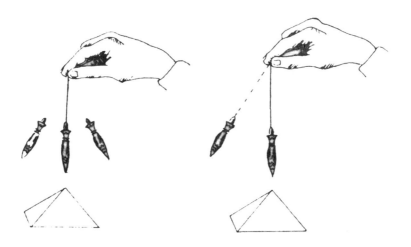

Figura 33

Como começar a trabalhar com o pêndulo

Recomendações:

Antes de começar a trabalhar com o pêndulo, veja se está bem física e mentalmente. Quanto melhor estiver, melhores serão os resultados. Um simples desânimo pode modificar a sua sensibilidade.

Se possível, procure estar só, sobretudo no começo. É importante para a sua própria tranquilidade. O ambiente tem que ser tranquilo e estar em paz (pessoas que não entendam, ou não acreditem podem tumultuar o ambiente, ainda que seja mentalmente, o que poderá levá-lo a cometer erros).

Sinta-se relaxado e concentrado ao mesmo tempo, numa condição de neutralidade. Tensão e autossugestão paralisam o pêndulo ou levam a erros.

Confie em si mesmo e no que está fazendo. Não tenha dúvidas. Saiba claramente o objetivo da sua busca, e boa sorte!

Exercício 1

Como Segurar o Pêndulo

Já falamos a respeito de como segurar o pêndulo, mas vamos relembrar. Devemos manter as articulações dos braços bem relaxadas, para que não exista nenhum bloqueio energético. Segure o pêndulo com os dedos indicador e polegar. Dedos soltos, sem tensão, para que o pêndulo se movimente naturalmente. Tenha presente o comprimento do fio. Mantenha-o no ponto "zero".

Recordando: o ponto "zero" é o comprimento do fio de cor Verde Positiva e Energia Cósmica, conseguido após colocar o pêndulo no ápice de uma réplica da pirâmide de Quéops, posicionada no N/S magnético.

Pega-se o pêndulo a 3 ou 4 cm de comprimento e, quando ele começar a se movimentar de alguma forma, desliza-se o fio até que o pêndulo faça rotações positivas (sentido horário). Este é o ponto que chamamos de "zero", porque é o nosso ponto de partida (mais ou menos 10 cm).

Também podemos nos sintonizar com cada objeto de exercício. Por exemplo: se vou perguntar alguma coisa para mim mesmo, assim como se este alimento vai me fazer bem, primeiro sintonizo o pêndulo na minha frequência ou cor de personalidade. Coloco o pêndulo em cima da palma de minha mão esquerda e vou deslizando o fio até que ele faça rotação positiva. Este será o comprimento do fio de minha frequência. Se quiser resposta para outra pessoa, faço a mesma coisa nela ou em sua fotografia, tendo em conta que, se for homem, coloco o pêndulo na palma de sua mão esquerda, e se for mulher, na palma da mão direita (Fig. 34).

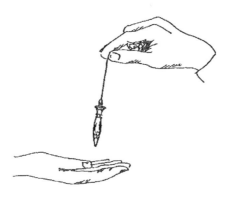

Figura 34

Se estou querendo procurar ferro ou cobre, faço a mesma coisa: sintonizo-me com a frequência do ferro ou cobre, usando também de testemunho.

Acostume-se, desde já, a se sintonizar com a frequência de cada coisa ou pessoa através do comprimento do fio. É um exercício de inestimável utilidade na Radiestesia.

Exercício 2

Faça diferentes tipos de linhas, círculos, espirais e, simplesmente, deixe o pêndulo sobre eles (Fig. 35). A finalidade, é que o inconsciente movimente o pêndulo de acordo com o desenho que tem embaixo de si. Não devemos movimentá-lo de acordo com o desenho que estiver sob o pêndulo. Dessa forma, é o próprio inconsciente que escolhe os movimentos adequados sem intervenção do consciente. Mais tarde, quando estiver familiarizado com o pêndulo, poderá colocar estes desenhos em envelopes diferentes e perguntar simplesmente: que desenho contém este envelope? E o pêndulo fará o movimento correspondente. Isso mostrará a você como é o inconsciente que movimenta o pêndulo.

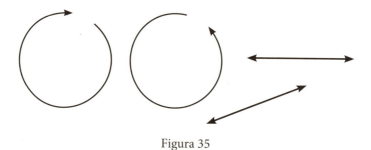

Figura 35

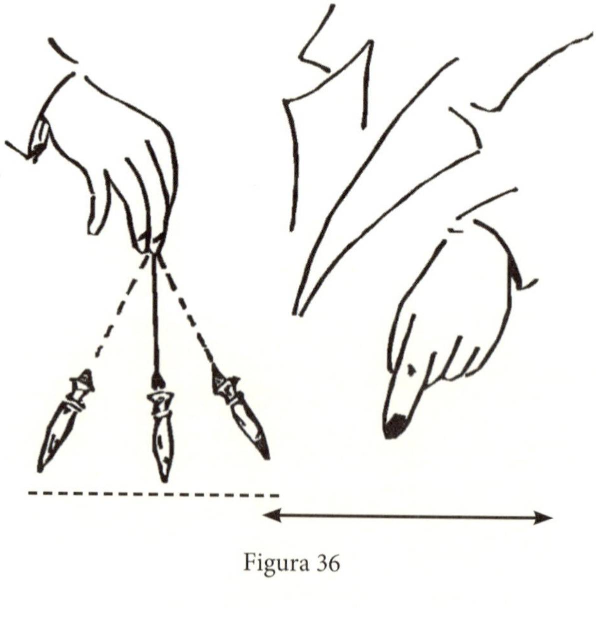

Figura 36

Exercício 3

Como aprender a usar a mão esquerda como antena

Usando os mesmos desenhos do exercício anterior, vamos fazer a mesma coisa, somente com uma diferença. Ao invés de colocar o pêndulo sobre os desenhos, vamos colocar o indicador da mão esquerda assinalando um deles (Fig. 36). O pêndulo deverá se movimentar de acordo com ele. Dessa forma, vamos perceber que a mão esquerda, a partir de agora, pode ser a antena para captar qualquer radiação. É só apontar para ela.

Exercício 4

Aprender a usar o testemunho

Testemunho é algo que tem a mesma frequência do objeto com o qual procuramos nos sintonizar. Por exemplo, se procuro cobre, o testemunho será um pedaço de cobre também. Em relação a pessoas, o testemunho pode ser uma fotografia, cabelo, sangue, assinatura, etc.

Neste exercício, vamos colocar uma placa de cobre sobre a mesa e uma outra vamos manter na mão. Isso pode ser feito tanto na mão direita quanto na esquerda. Normalmente, é melhor deixar a mão esquerda livre para o trabalho de antena.

Podemos fazer o exercício de duas formas: primeiro, usando a chamada "Radiestesia mental". Mantém-se o pêndulo no ponto neutro ("zero") e se dá a seguinte ordem mental: *"Quando o pêndulo estiver sobre a placa de cobre, começará a girar positivamente"*. O que deverá acontecer.

Segundo, usando a chamada "Radiestesia física", sintonizamo-nos com a frequência do cobre, o que fazemos deslizando o fio do pêndulo sobre este metal, até que haja rotações positivas. Este será o ponto de sintonia com o cobre ou a cor individual. Depois, é só segurar o testemunho, que servirá para reforçar, embora nem fosse necessário, e aproximar-se do cobre. Quando estiver em cima do cobre, naturalmente girará.

Este exercício pode ser feito também com a mão esquerda como antena, da forma como falamos anteriormente. Também pode ser feito com qualquer coisa, sempre que tenhamos duas iguais.

Exercício 5

Colocar, em três envelopes, três metais diferentes. Sintonize o pêndulo com um dos metais, que será igual ao que está em um dos envelopes e use-o como testemunho para ampliar a sintonia. Coloque o pêndulo sobre cada envelope e este girará naquele que estiver o metal do testemunho.

Coisas que podem ser feitas

Como saber se um alimento, remédio ou pessoa se sintoniza ou não com você, ou com um terceiro?

Desde já, acostume-se a regular o pêndulo sempre que puder na frequência da pessoa ou objeto a ser testado, deslizando o fio sobre a mão ou objeto em questão, até que o pêndulo faça rotação positiva. No começo, porém, isso não é necessário. Basta regular o pêndulo no ponto "zero" (sistema pirâmide) e nesta altura de fio podem ser feitos os testes e experiências.

Como saber se um alimento fará bem ou mal? Coloque a mão esquerda da pessoa em teste - suponhamos que seja você mesmo - sobre a mesa em que se encontra o alimento a ser testado. Então, segurando o pêndulo no ponto "zero", coloque-o entre a mão esquerda e o alimento.

Se o pêndulo fizer a ligação da mão com o alimento, oscilando entre os dois, é porque é bom para você. Se interromper a ligação, é porque o alimento poderá fazer mal naquele momento.

E se a oscilação não se interromper completamente, dará a porcentagem de sintonia que existe entre o alimento e a pessoa em teste.

Quanto a remédios pode-se fazer o mesmo e os movimentos sempre têm igual significado do caso anterior. Pode-se colocar também o remédio em cima da palma da mão. Se o pêndulo fizer rotações positivas, é bom. Se fizer rotações negativas, é porque não é um bom remédio para a pessoa em teste. E se fizer elipses é porque não tem boa sintonia, embora não seja completamente nocivo.

Pode-se testar o que quiser com este sistema: sintonia, afinidade ou não com pessoas, coisas, profissões, cidades, climas, ideias, casas, roupas, cores..., e também em relação a você e a terceiros.

Este é o princípio de grandes descobertas. Você vai constatar a causa de uma enxaqueca que ninguém descobre, ou, porque este remédio "ótimo" não surte efeito em você e chega até a ser prejudicial, ou porque certo dia, sem motivo aparente, você não conseguia sentir-se bem.

Tudo tem a sua causa e você está começando a aprender o método mais eficaz e poderoso para conhecer. Mais tarde poderá modificar tudo o que quiser.

Não tenha pressa. Pratique!!!

CAPÍTULO 10

A Prática da Radiônica

Com a Mente preparada e tendo a Radiestesia como instrumento, podemos partir para a Radiônica.

Até agora, eram os preparativos necessários para poder trabalhar em Radiônica. Agora vamos analisar alguns sistemas radiônicos.

Antes de mais nada, vamos deixar claro uma coisa. Quando falávamos da Essência das coisas, dizíamos que uma coisa é a essência, aquilo que faz com que as coisas funcionem, a outra é a roupagem com que se veste essa essência.

Em Radiônica, como em muitos outros sistemas mentais e energéticos, a roupagem, muitas vezes, é exagerada e até ridícula. Este é um dos motivos de muitas pessoas inteligentes e sérias, não conseguirem se aproximar deste sistema. Há radionicistas que confundem a roupagem com a essência. A roupagem que usam não é aceita, sendo, no entanto, também interpretada pelas pessoas que dela se aproximam como essencial para o trabalho radiônico.

Isto faz com que seja desprestigiada e levada ao descrédito, até por pessoas que poderiam aceitá-la como válida, se fosse mostrada de outra forma.

Refiro-me a todos os detalhes que radionicistas, de boa vontade, colocam como coisas essenciais para que a Radiônica funcione.

Há radionicistas que para reforçar sua crença no que estão fazendo, usam detalhes de sua vida religiosa, mística e até supersticiosa dentro do trabalho radiônico. Depois acreditam e ensinam que estes acréscimos são necessários e até essenciais.

Por exemplo, acender uma vela antes de começar a trabalhar, fazer uma oração a um santo, colocar um cristal numa posição determinada, esperar a ajuda de outros seres, colocar números mágicos nos instrumentos de trabalho. Como escreve David Tansley, uma pessoa, por quem tinha o maior respeito, tinha adquirido o *"hábito desconcertante de levantar-se em meio à conversação mais banal, pegar um pêndulo, balançá-lo um pouquinho, para então mudar de posição uma tigela de vidro, que já se encontrava sobre uma mesa do lado do sofá. Pelo que se pode supor, acreditava que esse objeto irradiava energias pelo aposento, e, por isso, era preciso mudá-lo de lugar de tempos em tempos"*.

Quero deixar bem claro, que não estou dizendo que estas coisas não funcionem. Se eu acredito nelas, vão me ajudar. Porém, o que não posso fazer é incorporá-las e dizer que sem elas a Radiônica não funciona.

Este é o problema. Não saber distinguir a essência da roupagem com que se reveste.

E isto não se faz só com a Radiônica. A maior parte dos sistemas de cura mental, espiritual e energética, se revestem de detalhes que não têm nada a ver, a não ser para dar autoridade a algumas pessoas que os praticam.

Poderia falar muito sobre tudo isso, porque tenho visto, ao longo de meu trabalho nestes campos, endeusar-se pessoas sobre as quais tenho grandes dúvidas.

Estou fazendo este comentário para dizer às pessoas interessadas em pesquisar que não se deixem levar pelas aparências mais ou menos duvidosas. Aprofundem-se neste campo que tem uma imensa riqueza e um valor incalculável em sua essência, apesar do valor mais ou menos duvidoso de alguns dos seus praticantes.

Por outra parte, acredito que é do próprio ser humano mistificar um pouco e complicar as coisas simples pensando que adquirem um valor maior. Por essa razão valorizamos tudo o que parece mais complicado, acreditamos que é o melhor e colocamos mais interesse em aprendê-lo.

Muitas vezes, eu também tenho tido a tentação de complicar o que eu vejo tão simples, para ser melhor entendido e aceito. Que interessante! E, é mais interessante ainda, que isto aconteça.

Enfim, acredito estar claro que cada um vai revestir seu trabalho radiônico como quiser, desde que lhe ajude a acreditar naquilo que faz. O que não pode é dizer que a sua forma de trabalhar é a única válida.

Eu mesmo vou dar um sistema prático de Radiônica e um aparelho que fiz há vinte anos, e ainda é o que mais uso. Posso dizer que faz maravilhas! Mas é meu sistema, podem existir muitos outros.

Quando você se afirmar na essência e trabalhar bem com ela, poderá fazer o que quiser.

Este meu sistema está montado para funcionar de forma bem prática, clara, lógica, e dentro da essência mais pura, para entrar em contato com a energia primordial. Mas antes de mostrar o meu sistema, que chamo de Psicorradiônica, vou mostrar alguns dos aparelhos que se usam atualmente, bem como algumas formas de diagnósticos e tratamentos.

Para se trabalhar com Radiônica, é preciso uma preparação do radionicista em vários campos.

No campo da concentração é necessária uma Mente coerente. Uma Mente que sabe o que quer, e se concentra naquilo de uma forma relaxada. Que sabe sintonizar-se com a pessoa ou situação sobre a qual se quer atuar. A Radiônica é um sistema mental ativo, não passivo. Um sistema para influenciar, mudar.

Não é como o trabalho de um sensitivo, que simplesmente permite que o mundo o influencie e que se atue através dele.

O radionicista é quem comanda a mudança. Deve ter uma Mente firme, decidida, com a crença firme de que pode criar a mudança que quiser. Vai precisar também de uma Mente sensitiva para sintonizar-se o melhor possível com o fato a ser mudado, mas somente esta parte não daria a qualificação necessária para o trabalho radiônico.

Às vezes, acontece que pessoas sensitivas começam a trabalhar com Radiônica e não conseguem um trabalho satisfatório ou mesmo até se desequilibram. Falta-lhes a parte fundamental, a Mente firme, segura, decidida, que sabe o que quer, como consegui-lo e tem firmeza de ação.

São mentes passivas, que podem fazer muito bem um diagnóstico, mas permitem, através desta abertura passiva, serem atingidos por influências externas.

Certamente é por isto que algumas pessoas que falam de Radiônica, falam do perigo de trabalhar com todos estes campos energéticos diversos.

Com certeza, existe o perigo, mas só se nossa sensibilidade, nossa permeabilidade não está equilibrada com nossa Mente firme, ativa, convicta de que tem nas suas mãos a forma de mudar o que está querendo.

A Mente Radiônica é a que tem sensibilidade e decisão. Na sensibilidade está a sintonia, na decisão está o poder. E sem poder, a sintonia pode me desequilibrar, porque se não sinto o poder em mim, posso me abrir ao medo, e nesta abertura estou dando poder ao que teria que mudar.

Por outra parte, quando se trabalha com amor, as defesas se multiplicam e o poder aumenta.

Não tenham medo se trabalham desta forma.

Eu diria mais. Um radionicista preparado assim, corre menos perigo que qualquer outro especialista da saúde, como pode ser um médico, psicólogo, terapeuta, massagista... Eles muitas vezes estão abertos a problemas sérios sem ter a consciência do quanto estão interferindo na sua vida, tornando-os alvos fáceis de serem atingidos.

Os radionicistas têm, pelo contrário, a forma de saber imediatamente se algo está interferindo negativamente em nós e um método efetivo de acabar com esta interferência.

Por conseguinte, não tenham medo. Têm nas suas mãos um sistema como não tenho visto outro semelhante.

Muitas e muitas vezes tenho escutado comentários deste tipo, quando trabalho com meu sistema radiônico: "Nunca vi coisa igual. Que fantástico!" "Tenho feito várias terapias na minha vida. Como esta nenhuma. Parece incrível, minha vida mudou numa consulta". "Quero agradecer, porque assim que saí da consulta senti minha vida diferente. Fazia dois anos que estava cada vez pior. Fiz todo tipo de tratamento e nada. Agora sinto-me diferente. Obrigado!"

E quem fala isto, muitas vezes não são leigos. São pessoas que têm conhecimento do que estão falando. Posso garantir que estes comentários têm sido relativamente comuns ultimamente. As mudanças se processam, às vezes, de forma imediata.

Por que? Acredito que porque cada vez mais tenho a convicção profunda do que estou escrevendo este livro. Não é só teoria, é prática.

Esta Mente coerente, que sabe o que quer, que sabe se concentrar no objetivo e que acredita que pode alcançá-lo, vai usar um sistema que chamamos radiônico para materializar o que quer.

Este sistema usa uma série de instrumentos que tem como finalidade ajudar a Mente em sua tarefa de concentração, direção, contato com a energia primordial responsável pelas mudanças...

É um sistema de ajuda para que nossa Mente funcione com mais facilidade e para que possamos usar e manejar mais facilmente nosso complexo aparelho mental.

Todo o nosso problema está em que não sabemos trabalhar com a Mente a contento. Aliás, é a coisa mais difícil controlar, trabalhar, usar a Mente, porque na verdade precisamos da consciência para isso. É a partir da consciência que podemos usar a Mente de uma forma direta.

Quem sabe seja este o motivo que trabalhos simplesmente mentais não funcionem tão bem e tão rapidamente.

Muitas pessoas que dedicaram muitos anos ao desenvolvimento mental, através de cursos e trabalho pessoal, quando fazem um curso conosco, de nosso sistema radiônico, ficam entusiasmadas com os resultados surpreendentes que alcançam.

Pode ser porque a Mente precisa de algum suporte material, para materializar os resultados, junto com o que já temos deixado bem claro, uma crença do subconsciente que seria a expressão da Mente no nível, na vida, mudando-a e fazendo-a capaz de outras mudanças.

Instrumentos radiônicos

Qual é o papel de um instrumento radiônico?

O papel claro de um instrumento radiônico é ajudar a Mente no seu trabalho.

Num artigo publicado em "The Radionic Quartely", Malcolm Rae, fala de uma série de ideias interessantes a respeito dos instrumentos radiônicos e finaliza resumindo dessa forma:

"Um instrumento radiônico, é uma das peças de um dispositivo destinado a auxiliar o praticante com sensitividade radiestésica a desempenhar o seu trabalho:

a. do modo mais eficiente possível;

b. do modo mais eficaz possível;

c. com o menor esforço possível.

A utilização de um instrumento e de um método covencionado (porém não de modo rígido) de empregá-lo fornece uma base tanto para a comparação de resultados como para a acumulação de um volume de conhecimento possíveis de serem trabalhados e também para fins didáticos."

Além disso, o instrumento radiônico trabalha com três fatores importantes, que muitos autores e a sabedoria antiga relacionam à Mente Universal: números, padrões e símbolos.

Vou mostrar alguns dos aparelhos mais usados atualmente em Radiônica, para depois apresentar um aparelho feito há mais ou menos vinte anos atrás, e que continuo usando pela sua simplicidade e pelos extraordinários resultados práticos.

Nos cursos que ministro, ensino seu mecanismo e o segredo de por que funciona tão bem. Depois de ler este livro, espero que já não seja segredo para ninguém.

Aqueles que têm dificuldade de entender como isto pode funcionar, recomendo que analisem as informações que estou dando, tanto teóricas como práticas, e pratiquem. Os resultados são a prova final, definitiva. Mas lembrem-se: *a Radiônica é a união em fase da Mente e do aparelho. Só o aparelho não funciona, e só com a Mente, terá mais dificuldade em ter resultados. Radiônica é Mente Aparelho.*

E se alguém ainda não acredita que temos uma Mente Poderosíssima e que só utilizamos 1% (antes se falava em 10%) de nossa capacidade, deve pesquisar mais a fundo este campo, onde existe ampla literatura bem documentada.

Aparelhos radiônicos

Todos os pesquisadores em Radiônica têm feito seus aparelhos, porque cada um deles tem suas diferenças e tentam com o aparelho, que nasce do padrão mental de cada um, atingir melhor o objetivo de suas pesquisas.

Eu vou, simplesmente, mostrar alguns deles, para que tenha uma ideia e depois deter-me-ei em meu aparelho e a forma de trabalho. Estamos na parte prática, que, embora não ensine tudo, está dando o fundamental. Depois, se você se interessar em aprender mais, pode procurar um curso e eu lhe ensinarei o que através de um livro, por muito que se queira, não é possível transmitir. É a experiência, vivência, prática, dicas e, por que não, alguns segredinhos que fazem com que as coisas funcionem melhor e mais facilmente.

De todas as formas, com o que você tem aqui, é suficiente para trabalhar em Radiônica.

Aparelhos do laboratório de De La Warr

Os aparelhos mais usados em Radiônica nos últimos tempos têm saído do laboratório de De La Warr, na Inglaterra. São os aparelhos do próprio George De La Warr, Malcolm Rae... (ver Figuras anteriores).

Todos estes aparelhos normalmente têm um esquema semelhante. Estão feitos com diais e potenciômetros, ligados em série. Têm um magneto que trabalha como acumulador, transdutor e irradiador, captando e enviando o padrão de energia fixado pelos diais. Estes aparelhos não usam eletricidade para trabalhar.

Utilizam um pêndulo para sintonizar-se com o distúrbio energético e encontrar o valor numérico para o restabelecimento. Alguns aparelhos são fabricados ainda com uma placa de ressonância chamada Detetor Tátil, embora, já não seja usada por ser o pêndulo mais preciso.

Alguns aparelhos já vêm com a numeração dos distúrbios e patologias pronta. A única coisa a fazer é sintonizar-se com ela. Outros usam cartões com figuras geométricas para padronizar remédios homeopáticos, por exemplo.

Os valores numéricos, e mesmo as figuras, diferem de operador para operador. Isso não quer dizer que não funcionem, mas, simplesmente, que há alguma coisa a mais neste trabalho radiônico, que você já conhece. É o padrão mental do operador, o radionicista, cujo papel é fundamental no processo radiônico.

Então, mais uma vez poderíamos nos perguntar: Que papel desempenham os aparelhos radiônicos?

David Tansley, depois de praticar muito a Radiônica, chegou à conclusão de que os aparelhos radiônicos, não possuíam em si mesmos um valor em termos físicos. Eram importantes, porém, porque "satisfaziam as crenças do hemisfério esquerdo", que precisa de coisas objetivadas para acreditar. Mais uma vez, o papel da crença é fundamental.

Minha Teoria

Agora vou expor minha própria teoria, cujos fundamentos ultrapassam em certa medida o que até aqui foi exposto.

O aparelho radiônico tem valor como instrumento de codificação, para comunicar-nos com a energia primordial em primeira mão. Que estou querendo dizer com isto?

No processo de criação, existem vários estágios.

No início de tudo, uma Mente gera uma ideia. Ainda não existe em nosso mundo. Esta ideia, para começar a se materializar, usa da energia primordial, ou primeira, ou quanta, que está esperando que uma Mente coerente a "informe", lhe dê uma forma intrínseca.

Na medida em que esta Mente se afirma no seu pensamento, na sua ideia, a energia vai se densificando numa forma concreta, na forma da ideia.

Se esta Mente é forte e coerente o suficiente, pode chegar a materializar completamente o seu projeto. E este vai funcionar independentemente dela, desde que se coloque em marcha seu padrão de funcionamento.

Às vezes, não é suficiente uma só Mente para materializar uma ideia. Uma Mente chega até um estágio e outras o completam. Isto acontece com inventos e tecnologia. Aconteceu com o sistema telefônico, rádio, televisão, fax, telefone celular, computadores, Internet...

Todas estas coisas já estão materializadas. Que quer dizer? Que funcionam por si só, desde que coloquemos em andamento seu padrão de funcionamento. Se seguimos os passos necessários elas funcionam independentemente de nós ou das Mentes que as criaram.

E aqui está a diferença, a meu modo de ver, entre um aparelho tecnológico e um aparelho radiônico,

O aparelho tecnológico está "materializado", já se desprendeu da Mente ou Mentes que o criaram, tendo "vida própria" dentro de um padrão de funcionamento.

O aparelho radiônico, pelo menos os que nós ainda conhecemos, não têm "vida própria" independente da Mente que ainda precisa sustentá-lo. Isto não quer dizer que não funcione. O aparelho radiônico tem também um padrão de funcionamento, mas precisa da Mente para ativá-lo.

Como todas as coisas, isto tem suas vantagens e seus inconvenientes.

Precisam de um operador preparado e qualquer pessoa não é capaz de ativar este padrão de funcionamento, como acontece com uma televisão ou computador. O aparelho radiônico vai precisar de uma Mente preparada com um objetivo, com decisão, concentração, crença. Nada disto é necessário para ligar uma televisão ou falar em um telefone celular.

Com um aparelho radiônico temos a vantagem de poder entrar em contato com a energia primordial, o que quer dizer que temos a energia à nossa disposição para "informá-la" como queiramos. Ainda não está "materializada", ainda não está programada, estruturada.

Quando a energia já tem um padrão de funcionamento, quando está "programada" é independente, mas não pode ser usada para outra coisa a não ser para o que foi feita. Com o aparelho radiônico, ainda podemos criar o programa que precisamos para cada caso particular, tendo desta forma possibilidades ilimitadas.

Com certeza, num futuro próximo, teremos aparelhos radiônicos que serão mais independentes do operador. Terão a desvantagem do programa, porém, acredito que iremos ver coisas fantásticas. E não vai demorar muito.

Resumindo: O aparelho radiônico tem valor, sim, mas em nível diferente de um aparelho tecnológico, que tem "vida" independente de quem o criou.

A debilidade e a força do aparelho radiônico está em que ainda necessita da Mente para realizar o trabalho. Mas uma Mente preparada pode fazer maravilhas com ele.

Esta minha teoria responde também a uma pergunta que as pessoas se fazem: Mas não há formas, símbolos... que têm força por si mesmos?

Sim, como também uma forma-pensamento bem-feita tem força por si mesma. Por trás dela há uma ou mais mentes coerentes, que deram "vida" a esta forma, funcionando agora por si mesma, segundo um programa previamente determinado.

Por essa razão não podem ser usadas para outras finalidades, não funcionarão. É o caso dos diversos tipos de talismãs e formas radiônicas de emissão ou proteção.

Acredito que estas ideias sejam suficientes para iniciar a prática com meu aparelho radiônico.

O Psicogerador Ribaut

O "Psicogerador Ribaut", é um aparelho radiônico mais completo que o Minigerador, meu aparelho original, que usamos para trabalhar nos cursos básicos de Radiestesia e Radiônica. Nestes cursos, ensino meu sistema de trabalho, que é diferente dos outros utilizados em Radiestesia e Radiônica.

Este sistema está estruturado em bases firmes, científicas, e de acordo com processos atuais de desenvolvimento mental. Oferece condições de conhecer teoricamente e praticar a Radiônica com sucesso. A partir de um curso básico de iniciação, continuamos o trabalho em cursos mais avançados com quem deseja aprofundar.

Há mais de trinta anos ministro cursos de Radiestesia e Radiônica, aqui no Brasil e na Europa, criando um sistema de tratamento diferente: o sistema Psicorradiônico. Na verdade, não é propriamente um tratamento, mas uma estruturação energética, junto com ideias básicas para aprender a viver. Os resultados são surpreendentes. Disto falaremos no final do capítulo.

E agora vamos ao Psicogerador Ribaut.

O Psicogerador é um aparelho por mim desenvolvido, há muitos anos, com resultados inacreditáveis. Ele é simples na sua construção e manejo (Fig. 37).

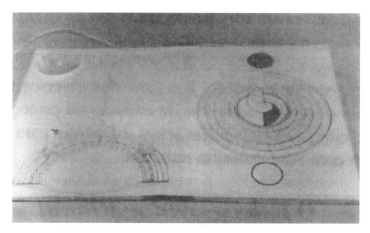

Figura 37 - Gerador

É um aparelho de forma, emissor, de regulagem. Tem as características fundamentais dos aparelhos de forma, que juntam extrema simplicidade e enorme eficiência, nas mãos de quem sabe usá-los.

Os cursos que ministramos têm como objetivo central possibilitar uma formação mental capaz de fazer coisas consideradas impossíveis por Mentes não preparadas, ao mesmo tempo que se fornecem as técnicas e os aparelhos necessários para atingir essa finalidade.

O aparelho está composto de:

- Um campo de forma artificial;
- Duas espirais, uma branca e outra preta, sendo que a branca é móvel;
- Uma forma circular;
- Cinco discos móveis, com todos os campos energéticos que podemos analisar, e se for o caso modificar, além de outros itens muito interessantes;
- Uma forma decagonal, forma de materialização;
- Um gráfico de medição;
- Um labirinto móvel (o labirinto da Catedral de Chartres),
- Um fio de ligação;
- Campo de forma artificial.

O campo de forma artificial é análogo, em relação às ondas de forma, ao ímã, em relação ao magnetismo. Cria um campo artificial onde o Norte/Sul de forma sempre estão na direção dos círculos preto/branco (Fig. 38).

O campo de forma confere duas características ao aparelho: amplia a energia de forma e está sempre posicionado, não havendo necessidade de se usar bússola.

Há um desenho, dentro do campo de forma, que potencializa ainda mais este campo.

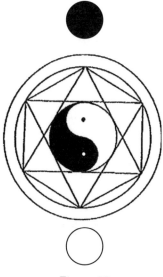

Figura 38

Espirais branca e preta

A espiral, feita de uma forma especial, está ligada diretamente às energias de vida. Ressoa, melhor do que qualquer outra forma, com bioenergias responsáveis pelo equilíbrio humano.

A função das duas espirais, branca e preta, é dar ao aparelho, além de uma facilidade no seu manejo, um maior desempenho e versatilidade, trabalhando nas polaridades positiva e negativa da energia, assim como também nas suas fases elétrica e magnética.

A espiral móvel tem a possibilidade de se sintonizar com qualquer frequência dentro do círculo, constituindo assim um aparelho de regulagem.

Na verdade, quando falamos em frequência, estamos falando em codificações para entrar em contato com a Energia Primordial.

Círculo

O círculo concentra e potencializa a energia de forma, fazendo que esta saia única e exclusivamente pela ponta orientada em direção ao círculo preto.

Discos Móveis

Os discos móveis servem para direcionar a energia do aparelho para um sistema energético concreto. Para isso, se coloca o sistema que se quer testar exatamente na frente do bico da forma circular, ficando o resto sem valor.

Somente tem valor aquele que estiver na frente da ponta, na direção do círculo preto (Fig. 39).

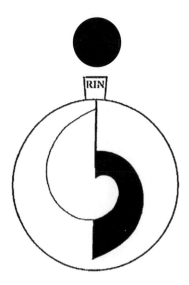

Figura 39

Decágono

O decágono (Fig. 40), feito do número áureo, o poderoso 1,618, é uma forma, chamada de materialização pela capacidade que está contida nele de vitalizar ou valorizar aquilo que se coloca dentro.

Neste aparelho, o decágono está colocado para depositarmos o testemunho, uma fotografia, ou o nome e data de nascimento de quem vamos testar a energia.

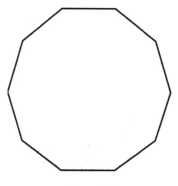

Figura 40

Gráfico de medição

Este é um gráfico que ajuda a ver porcentagens de desequilíbrio e o tempo de exposição necessário para se processar o equilíbrio. Durante este tempo, o aparelho vai estar montado com a angulação precisa, agindo ativamente (Fig. 41).

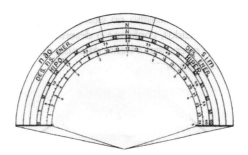

Figura 41

Labirinto móvel

Por último, o aparelho tem o labirinto da Catedral de Chartres, na França. Uma construção feita em padrões energéticos complexos (Fig. 42).

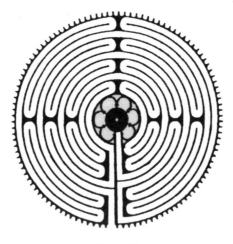

Figura 42

O labirinto, cuja estrutura é capaz de atrair vibrações elevadas, até dezoito mil angstrõns, tem propriedades muito interessantes.

Coloquei o labirinto como antena para sintonizar o aparelho e o ambiente com a energia mais apropriada para cada caso em qualquer momento do dia.

Modo de usar:

Em termos práticos, o modo de operá-lo é simples. Para sintonizar-se com o estado energético de uma pessoa, usa-se a Radiestesia, o pêndulo.

Coloca-se o testemunho no decágono (fotografia ou nome potencializado), conforme o desenho (Fig. 43), e o sistema que se quer testar à frente da ponta que está orientada para o círculo preto.

A espiral branca está em linha reta, exatamente no sentido inverso à espiral preta fixa. É assim que deve ser feito sempre que se quiser testar qualquer coisa.

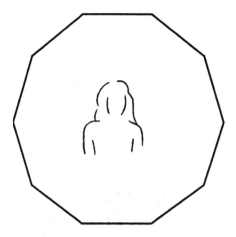

Figura 43

Sintonia

O pêndulo pode ser sintonizado com o testemunho (fotografia, ou na mão esquerda do homem e direita da mulher, se estiverem presentes). Vão se deslizando devagar os dedos pela corrente do pêndulo até que este comece a girar positivamente. Esse ponto será o ponto de sintonia ou frequência, ou a cor de personalidade do testemunho em questão.

Porém, existe outro sistema, mais fácil, de trabalhar com o pêndulo sem necessidade de uma sintonia com cada testemunho. Trabalhar com o pêndulo no ponto zero, que é a mesma coisa que dizer verde positivo ou ponto de energia cósmica.

Para encontrar o ponto zero precisa-se de uma pirâmide (réplica da pirâmide de Quéops), posicionada no Norte/Sul magnético. Suspendendo devagar o fio do pêndulo sobre o ápice da pirâmide, num dado momento começará a girar positivamente, mais ou menos a 10 centímetros de comprimento. Este será o ponto zero, como falávamos anteriormente.

Feita a sintonia, coloca-se o pêndulo no centro do círculo a uma altura de quatro ou cinco centímetros e este começará a se movimentar de diferentes formas:

Na mesma direção das espirais (Fig. 44). Isto quer dizer que aquilo que estamos testando está na frequência certa, energeticamente em equilíbrio. Em alguns casos, o que acontece pouco, não quer dizer equilíbrio, mas um desequilíbrio que precisa, para ser equilibrado, da energia exatamente contrária, tendo que colocar a espiral branca em cima da espiral preta para se poder emitir a energia necessária para seu restabelecimento. A forma de testar esta situação é colocando o pêndulo entre a ponta e o testemunho (Fig. 45). Se continuar ligando, está tudo bem. Se cortar, é porque nos encontramos com o desequilíbrio que acabamos de mencionar.

O pêndulo oscila em diferentes ângulos (Fig. 46). Isso quer dizer que existe algum desequilíbrio energético no órgão do teste. A maior ou menor angulação não está ligada, em princípio, a uma maior ou menor gravidade, porém há uma frequência desequilibrante diferente. Para efeito prático, sempre tenha em conta o ângulo que o pêndulo fizer no lado direito do aparelho em relação à espiral no seu estado de equilíbrio. Esse ângulo é a frequência que desequilibra. Para dar a frequência equilibrante bastará colocar a espiral branca na mesma angulação, mas em sentido inverso, isto é, à esquerda. Somente em duas ocasiões a espiral branca é colocada à direita (Fig. 47). Quando o pêndulo gira negativamente, no sentido anti-horário, a espiral branca é colocada 90° à direita. Quando gira positivamente, a espiral branca é colocada 135° à direita. Chega-se ao lugar exato, tanto neste caso como nos demais, quando o pêndulo faz movimento da ligação entre os círculos branco e preto do aparelho.

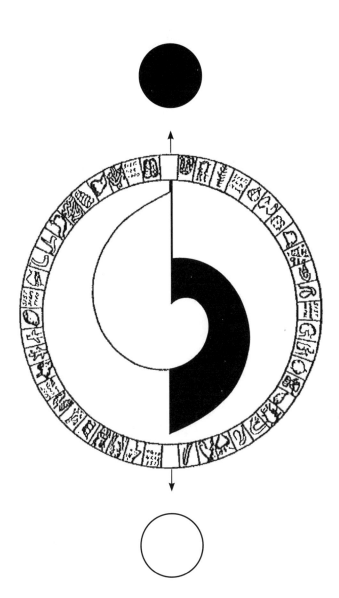

Figura 44

180 | Radiônica - A Ciência do futuro

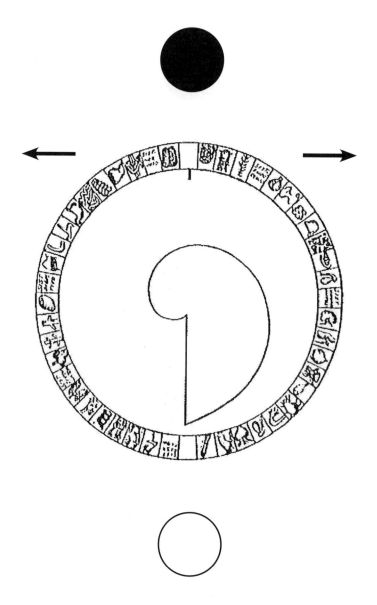

Figura 45

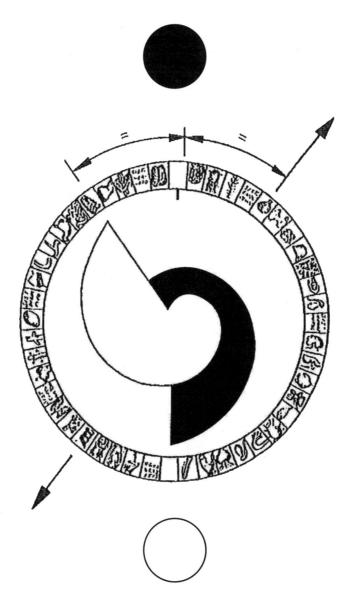

Figura 46

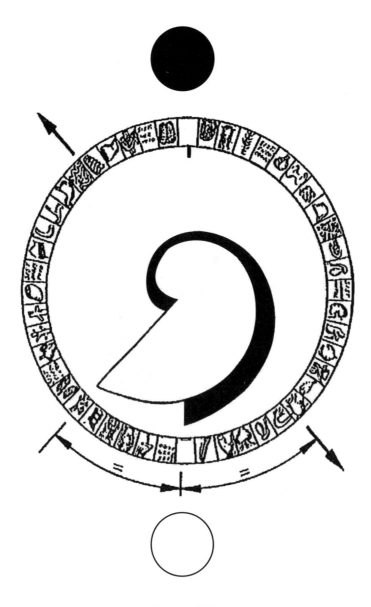

Figura 46 A

Juan Ribaut | 183

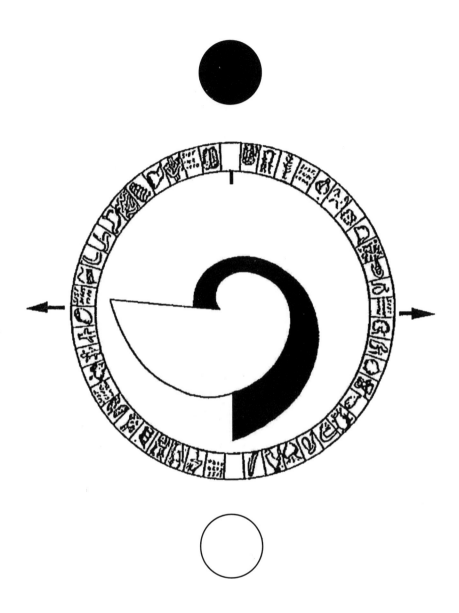

Figura 46 B

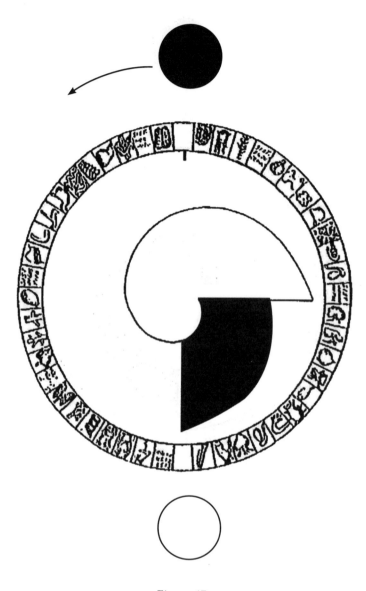

Figura 47

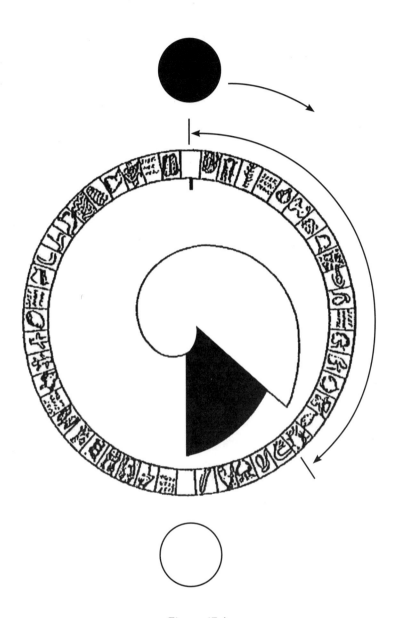

Figura 47 A

Tempo de exposição

Uma vez colocada a espiral branca na angulação certa, o que resta a fazer é determinar o tempo que se precisa para ser restaurado o equilíbrio energético. Para isto, se usa o gráfico de medição de tempo. Coloque o pêndulo no centro e pergunte: Minutos? Se forem minutos, o pêndulo oscilará mostrando os minutos exatos. Se o pêndulo girar positivo em cima do gráfico, serão necessários mais de 60 minutos. Então se faz outra pergunta: horas? E o pêndulo oscilará mostrando o número necessário de horas.

Acabado o tempo de exposição, coloca-se a espiral branca na posição inicial e se faz de novo o teste. Se tudo estiver normalizado, o pêndulo movimentar-se-á mostrando equilíbrio.

Dependendo da necessidade, é recomendável testar diariamente, até que o equilíbrio esteja completamente restabelecido.

Nota final

O Psicogerador é um aparelho testado há muitos anos por mim e por meus alunos, com resultados extraordinários.

Tem garantia absoluta para aqueles que fazem curso comigo, porque o sistema que uso em Radiônica implica na junção Mente-Aparelho, preparando a Mente para que se possa conseguir qualquer coisa por meio dos aparelhos radiônicos.

Para os que não fizerem este tipo de curso, recomendo que trabalhem com eles mesmos em primeiro lugar. Um aparelho de TV pode ser perfeito, porém se não estiver ligado à rede elétrica, não funciona.

Para que o aparelho radiônico funcione perfeitamente, deve-se ligar à Mente do radionicista.

Em Radiônica, o radionicista é fundamental.

Para um bom radionicista, o psicogerador é o complemento ideal.

Palavras finais

Estamos chegando ao final deste primeiro livro sobre Radiônica. Repassando os pontos que desenvolvi nele, percebi que deixei de falar muita coisa.

Na verdade, o que queria era simplesmente escrever sobre os fundamentos e a essência de todo ato criador, ou se preferir, transformador. E sobre a Radiônica, como uma forma de entrar em contato com a energia primordial através da Mente e alguns aparelhos que podem ajudar nesta tarefa de transformar, modificar, curar.

Este é o início, mas não por ser o início é menos importante. Se comecei por aqui é porque acredito que é o alicerce para, depois, construir o que quisermos.

Espero ter suscitado curiosidade neste campo cercado de misticismo. Quis abrir a porta da ciência e tentar entender a Radiônica dentro dela.

Não entrei no campo do ocultismo, dos rituais, das idiossincrasias pessoais. Procurei distinguir a essência, da roupagem com que se vestem as coisas, e, em particular, a Radiônica.

Mesmo nestes temas, muito ainda pode ser dito, mas vai ficar para outra ocasião.

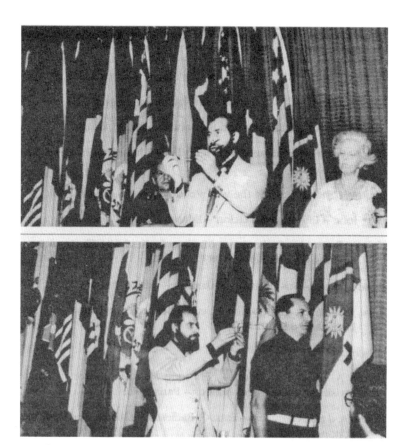

Jan Ribaut, mostrando à comunidade científica o Dual Rod e o Aurameter, no ano de 1979, no II Congresso Internacional de Medicina e Parapsicologia.

Bibliografia

Maurice Kraíft - La Terre, una planète vívante - Hachette, Paris.

Louis Charpentier - Les Anysteres de la Catrédrale de Chartres, Robert Laffout, Paris.

Baerlein E. Dower - Healing With Radlonícs - Traduzido ao espanhol pela editora Edaf, Madrid, 1982.

Mason, Keíth - Radionics and Progressivo Energies, The C.W. Daniel Company Ltd - Safron Wanden, 1988.

Stone, Rohert - Trad. La magia del poder psícotrónico - Editorial Edar, Madrid 1990.

Tansley, David - Dimensions of Radionics, The C.W. Daniel Company Ltd, - Saffron Walden, Essex 1977.

Tansley, David - Radionics: Science or Magia? - Essex 1982.

Tansley, David - Chackras, Rays anel Rudionics - Essex 1985.

Tansley, David - Radionics anel the subtle anatomy of man.

Zanon, Vicens - La máquina de la felicidad - Editado por l.C.P.H.A.S.A., Barcelona.

Beutov, Itzhak - Stalking the wild Pendulum - NY Dutton 1977.

Lilly, John - EI centro del ciclon - Editora Martinez Roca 1983.

Condé, Bernard - Radionique: Magia e Radiesthésie Electronique - Editíons Jacques Bersez 1989.

Bersez, Jacques - Vos Déhuts en Radionique – Editions Jacques Bersez 1983.

Foye, Jean de la - Introduction à L'etude des ondes de Forme - Editions Jacques Bersez 1977.

Felsenhardt, R.

Belizal A. de et P.A. Morel - "Phlsique Micro-Vibratoire et Forces lnvisibles" - Desforges Editeur - Paris 1976.

Belizal A. De et L. Charunery - Essai de Radíesthêsie Vibratoire - Desforges Editons - Paris 1975.

Pagot J - Radiesthésie et émission de forme - Maloine S.A. Editons - Paris 1978.

Kervian L. - Les Transmutations biologiques - Maloine S.A Editons - Paris.

Violet M. - Le secret des Patriarches - Leouvier du Livre Editons.

Husson B. - Transmutations Alchimiques - j'ailu 1974.

Eriel - Racliations de formes el cancer - Dangles.

Foye, Jean de la - Ondes de la vie, ondes de mart - Laffont 1975.

Reich W. - La superposition Cosmique - Payot 1974.

Rheingold, Howard - Realidade Virtual- Gedisa Editorial 1994.

Martinez, Miguel - El paradigma emergente - Gedisa Editorial.

Feyman Richard y Steven Weinberg - Las particulas elementares y las leyes de la física - Gedisa Editorial.

Talbot, Michael - Misticismo y física moderna - Editorial Kairós - Barcelona 1985.

Zukav, Gary - A dança dos mestres Wu Li - Ece editora - São Paulo 1989.

Capra, F. - The Tao of Phisics - Berkeley - Shambola 1975

Heissenherg, W. - Across the Frontiers - New York - Harper & Row 1974.

Sarfatti J - The case for superluminal information transfer - MIT Tecnology Review – vol. 79 - n° 5 - 1977.

Walker. E. - The nature of conscieness - Mathematical Biosciences 1970.

Ferguson, Marilyn - A conspiração aquariana.

Lilly, John C. - Thc center of the cyclone - Bantam Books - New York 1972.

Conheça outros títulos da Editora Alfabeto

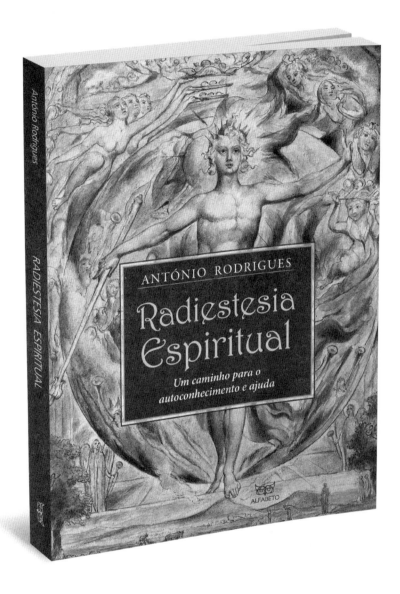

Conheça outros títulos da Editora Alfabeto

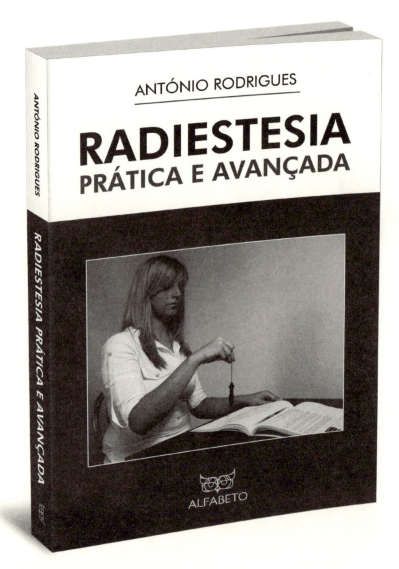